Dados Internacionais de Catalogação na Publicação (CIP)
(Câmara Brasileira do Livro, SP, Brasil)

Soares, João Cesar Castro
    Dieta dissociada: emagrecer com saúde comendo de tudo / João Cesar Castro Soares, Marcos de Paula Ramos Castro. – São Paulo : MG Editores, 2008.

    ISBN 978-85-7255-053-6

    1. Alimentos 2. Corpo - Peso - Controle 3. Dietas para emagrecer 4. Dietética 5. Hábitos alimentares 6. Saúde - Promoção I. Castro, Marcos de Paula Ramos. II. Título.

08-01509
                                                            CDD-613.25

Índices para catálogo sistemático:

1. Dietas para emagrecer : Promoção da saúde
   613.25
2. Emagrecimento : Dietas : Promoção da saúde
   613.25

Compre em lugar de fotocopiar.
Cada real que você dá por um livro recompensa seus autores
e os convida a produzir mais sobre o tema;
incentiva seus editores a encomendar, traduzir e publicar
outras obras sobre o assunto;
e paga aos livreiros por estocar e levar até você livros
para a sua informação e o seu entretenimento.
Cada real que você dá pela fotocópia não autorizada de um livro
financia um crime
e ajuda a matar a produção intelectual em todo o mundo.

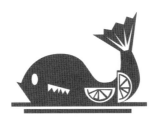

DIETA DISSOCIADA

Emagrecer com saúde comendo de tudo

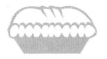

JOÃO CESAR CASTRO SOARES
MARCOS DE PAULA RAMOS CASTRO

DIETA DISSOCIADA
Emagrecer com saúde comendo de tudo
Copyright © 2008 by João Cesar Castro Soares e
Marcos de Paula Ramos Castro
Direitos desta edição reservados por Summus Editorial

Editora executiva: **Soraia Bini Cury**
Assistentes editoriais: **Bibiana Leme e Martha Lopes**
Capa e projeto gráfico: **Carolina Lefèvre | Signorini Produção Gráfica**
Editoração eletrônica: **Signorini Produção Gráfica**

MG Editores
Departamento editorial:
Rua Itapicuru, 613 – 7º andar
05006-000 – São Paulo – SP
Fone: (11) 3872-3322
Fax: (11) 3872-7476
http://www.mgeditores.com.br
e-mail: mg@mgeditores.com.br

Atendimento ao consumidor:
Summus Editorial
Fone: (11) 3865-9890

Vendas por atacado:
Fone: (11) 3873-8638
Fax: (11) 3872-7476
e-mail: vendas@summus.com.br

Impresso no Brasil

SUMÁRIO

APRESENTAÇÃO
7

I
O PRAZER DE COMER
9

II
DIETA DISSOCIADA
11

III
ALIMENTOS FUNCIONAIS
21

IV
ALIMENTOS PERIGOSOS
25

V
OCASIÕES SOCIAIS
27

VI
MANTENDO O PESO
29

VII
A IMPORTÂNCIA DA ATIVIDADE FÍSICA
31

VIII
RESPOSTAS ÀS PRINCIPAIS PERGUNTAS DOS PACIENTES
35

IX
GLOSSÁRIO
45

X
CARDÁPIO E RECEITAS DISSOCIADAS
73

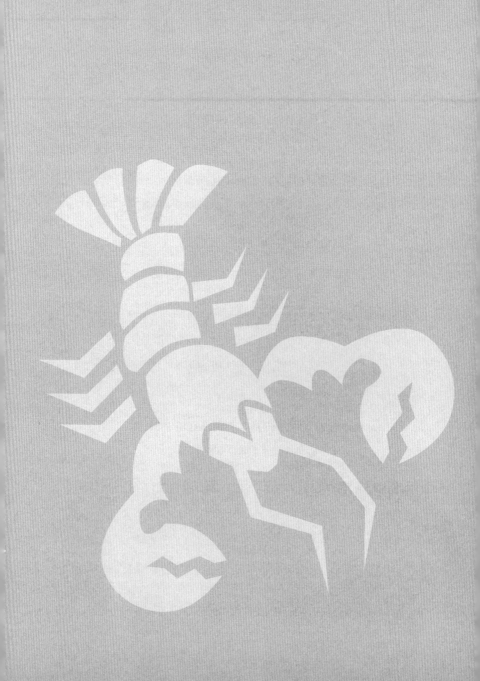

Apresentação

Nasci em Tupã, no final dos anos 1950, e fui criado em Rinópolis, uma charmosa cidade de dez mil habitantes do interior paulista. Caçula, sempre paparicado, logo comecei a demonstrar que tinha o célebre gene da família para a obesidade. Passei alguns anos sofrendo com dietas e tudo o mais. Quando entrei na faculdade de Medicina, tive certeza de que me dedicaria ao tratamento de gordinhos e gordinhas.

Após anos estudando e experimentando diversas dietas, adotei a dieta dissociada, exatamente porque favorece o emagrecimento com baixa perda muscular, boa qualidade de vida e maior quantidade de alimentos por refeição. Afinal, ninguém quer emagrecer comendo só duas colheres de arroz, uma de feijão e um bifinho do tamanho da palma da mão, se é possível emagrecer comendo e se sentindo bem.

Apesar de o conceito da dieta ser simples e estar explicado em poucas páginas, eu recomendo a leitura completa de todos os capítulos, pois, dessa forma, você adquirirá mais conhecimento.

Espero que goste da leitura, esclareça suas dúvidas sobre o regime e emagreça, pois o que interessa é perder peso com saúde. Afinal, ganhar novos quilos é sempre fácil.

Aqui está o livro. Quentinho, fresquinho e crocante!

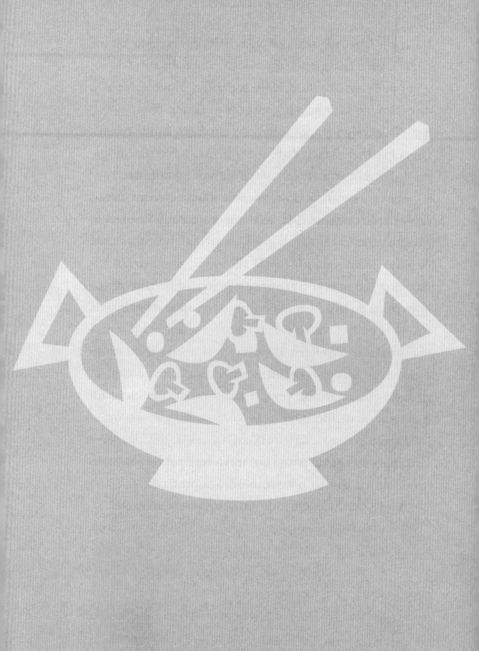

I
O PRAZER DE COMER

Não há como esconder que o ideal do almoço do domingão é saborear um bom churrasco ou uma deliciosa pizza. Comer é um grande prazer, por isso gordinhos aparentam ser felizes e têm fama de engraçados. E comer é um hábito prazeroso tão antigo que os romanos organizavam verdadeiras orgias gastronômicas com festas ininterruptas por mais de três dias!

Fazer uma refeição é um ato especial; as pessoas se reúnem para praticá-lo, com a família ou com os amigos, quando possível, num raro momento em que todos abrem mão dos afazeres e diferenças para ficar unidos, o que revela o papel de integração que a comida desempenha na sociedade. Entretanto, os gordinhos, por comerem mais, geralmente comem sozinhos ou comem sozinhos porque realmente estão sós.

Alimentar-se com prazer por meio da dieta dissociada é o nosso intuito. Para isso, basta que você faça uma escolha inteligente, podendo comer sem culpa nem peso na consciência.

Este livro se propõe mostrar, com clareza, o que deve ser feito para que se atinja um peso adequado, sem negar que comer é uma delícia; não é só um ato mecânico para saciar a fome, mas também um ato social de convivência com os semelhantes. A prática de regimes mirabolantes se torna um verdadeiro suplício e, na maioria das vezes, tem um final infeliz!

A dieta dissociada será explicada detalhadamente a seguir, sem rodeios nem frases de difícil interpretação. É importante lembrar que cada indivíduo tem um tipo de corpo, com suas qualidades e fraquezas, características especiais e únicas, devendo, assim, ressaltar suas peculiaridades e exaltar sua beleza. Não adianta ter um corpo de modelo, se você não consegue se livrar de transtornos psicológicos. O contrário também é válido: você pode ser alguém bem-humorado, interessante, mas ter um corpo tão descuidado que afasta as pessoas.

Para cada fase da vida, o mesmo organismo precisa de diferentes quantidades de calorias. Após atingir a idade adulta, essa quantidade se torna cada vez menor. No caso das mulheres, tendem a acumular mais gordura e a oferecer maior resistência à perda de peso, por terem proporcionalmente menos massa magra (desenvolvimento muscular) que o homem. O estilo de vida ocidental — repleto de estresse, sedentarismo e falta de tempo livre — só tende a atrapalhar ainda mais.

A intenção deste livro é criar uma nova oportunidade para emagrecer bem. Por favor, nada de substituir ou criar novos vícios para isso. Não esconda de ninguém o desejo de emagrecer, muito menos o fato de estar de regime. Você deve se orgulhar disso, pois tomou uma decisão importante. Em primeiro lugar, reconheceu que está fora de forma; em segundo, teve iniciativa e coragem de mudar. Melhorando a auto-estima, tudo fica mais fácil!

II
DIETA DISSOCIADA

A dieta é bem simples, pois de nada adianta ser perfeita na teoria se não o for na prática. Aderimos à dieta dissociada, na qual são separados, na mesma refeição, os alimentos ricos em carboidratos dos ricos em proteínas animais, já que, uma vez juntos, tendem a gerar maior liberação de insulina, mecanismo que bloqueia a queima de gordura. Dissociando esses grupos, você terá uma perda de peso mais acentuada, rápida e com boa saciedade.

Nas últimas décadas, surgiram diversas dietas com esse princípio. Algumas defendiam a retirada dos carboidratos; outras, a retirada das proteínas. Se forem seguidas, a médio e longo prazo, levam a um desequilíbrio nutricional, além do acúmulo de triglicérides, na dieta só de carboidratos, e do aumento de colesterol e ácido úrico, na dieta de proteínas.

Nossa dieta dissociada propõe que comecemos o dia com carboidratos e terminemos com proteínas, pois, assim, evitamos o acúmulo de grupos alimentares e completamos o dia de maneira balanceada, separando os alimentos sem deixar de comê-los.

A dieta dissociada funciona porque ninguém gosta de emagrecer poucos quilos sofrendo e comendo uma quantidade mínima, se comparada com a rotineira.

Veja a seguir a descrição dos grupos alimentares:

Grupo dos carboidratos

Na parte da manhã, dê prioridade aos alimentos mais ricos em carboidratos, que liberam energia com mais rapidez e menos esforço. Dessa forma, você vai se sentir menos cansado e mais disposto durante o dia, com mais carboidratos disponíveis para todas as atividades, evitando a queima desnecessária de proteína muscular.

A grande vantagem de ingerir carboidratos em um período do dia é que você consegue manter um bom nível de serotonina, o neurotransmissor responsável pela sensação de saciedade e de prazer. O triptofano, o precursor da serotonina, não será consumido como fonte de energia; logo, você terá liberação maior de serotonina, o que confirma a importância dos carboidratos na dieta.

Escolha carboidratos complexos (polissacarídeos), como cereais, pães, grãos e massas. Dê preferência aos integrais (também conhecidos como não-beneficiados) porque são mais ricos em vitaminas, minerais e fibras, e porque, por não serem refinados, oferecem maior saciedade com a mesma quantidade. A vantagem dos não-beneficiados é que induzem um índice glicêmico menor, liberando menos insulina. Foi comprovado recentemente que o consumo de amidos beneficiados leva a um aumento dos triglicérides. Assim, quanto menos refinados carboidratos como trigo, aveia, arroz integral, arroz selvagem, quinoa e cevada, melhor. E, apesar de alguns grãos terem quantidade significativa de proteína, ela é de origem vegetal, com maior porcentagem de carboidrato.

O problema dos carboidratos simples, como o açúcar e a sacarose, é que eles são compostos por duas moléculas de glicose (um dissacarídeo), têm maior índice glicêmico e provocam grande liberação de insulina pelo pâncreas. A insulina, hormônio endógeno, atua no tecido adiposo, na enzima lípase, impedindo a lipólise, isto é, a queima de gordura. O excesso de tecido adiposo induz a resistência insulínica, o que leva o pâncreas a aumentar a produção do hormônio, causando um círculo vicioso de deposição de gordura. Essa resistência também favorece o ganho de peso devido à diminuição da termogênese (energia gasta para digerir e absorver os alimentos). Por essas razões, o açúcar comum deve ser abolido numa dieta de emagrecimento.

O aumento do número de obesos na população mundial acompanhou a crescente utilização do açúcar, principalmente pela indústria alimentícia. O açúcar de cana começou a ser consumido pela humanidade de forma rotineira há duzentos anos, e, nos últimos cem, seu uso anual aumentou de 7 quilos por pessoa para quase 70 quilos!

Hoje, temos diversas opções de adoçantes não calóricos. Por outro lado, há adoçantes que, apesar de calóricos, como frutose e mel, são interessantes, em virtude de seu índice glicêmico baixo (liberam menos insulina que a sacarose, não bloqueando a lipólise).

Grupo das proteínas

Na parte da tarde, devem-se ingerir alimentos mais ricos em proteínas, que, basicamente, são de origem animal e dão uma sensação mais duradoura de plenitude, por terem digestão mais complexa. Basta lembrar aquela sensação de saciedade pós-churrasco.

O período que vai do final do dia à noite é mais longo, fazendo que procuremos mais alimentos. E é nessa hora, geralmente, que temos mais acesso a eles. Portanto, deve-se evitar sentir fome, até porque dificilmente conseguiremos dormir famintos.

É interessante consumir proteínas, porque elas obrigam o organismo, no processo de digestão e absorção, a gastar muita energia. Ao consumir as proteínas animais (carne vermelha e branca, ovos e queijos), você deve optar por alimentos magros, evitando a gordura saturada que aumenta o colesterol. O consumo de frios deve ser grande, devido à sua praticidade. Dê preferência aos originados de carnes magras, como peru, frango ou chester.

As aves têm uma quantidade de gordura menor no peito (sem pele), os peixes são magros e o lombo de porco (para a surpresa de todos) apresenta uma quantidade de gordura similar à da carne bovina magra (de segunda) – coxão mole, lagarto, patinho, acém e músculo, que, por serem magras, são ideais também para ser moídas. As carnes bovinas consideradas de primeira ou nobres são mais ricas em gorduras, como: filé *mignon*, alcatra, picanha, contrafilé e a maioria dos cortes de nossos *hermanos* argentinos.

Tanto no almoço, com carboidratos, quanto no jantar, com proteínas, é importante que os alimentos estejam acompanhados de verduras e legumes. Para os que ainda não os ingerem, saibam que eles podem ser saborosos, além de melhorar a atividade intestinal devido à abundância de fibras.

As fibras são polissacarídeos que não digerimos. Existem dois tipos: as insolúveis, que durante seu trajeto no trato gastrintestinal dão sensação de plenitude e melhoram o trânsito intestinal, como celulose e hemicelulose; e as solúveis, como pectina e ágar, que diminuem a absorção de gordura, ajudam a diminuir o nível de colesterol e a estabilizar o nível glicêmico em diabéticos, contando também com sais minerais e vitaminas.

Verduras como alface, almeirão, rúcula, espinafre, couve, repolho e agrião podem ser consumidas de forma absolutamente livre por não terem valor calórico significante. Essas hortaliças também reúnem propriedades antioxidantes e substâncias fitoquímicas benéficas.

Quanto aos legumes, você deve ficar atento. Os tubérculos batata, mandioca e mandioquinha, por serem compostos basicamente de amido, entram na dieta como carboidratos; já a cenoura e a beterraba, mesmo sendo tubérculos, podem ser consumidas em ambas as refeições moderadamente. Berinjela, cebola, alho, pimentão, abóbora, aspargo, pepino, abobrinha e chuchu estão deliciosamente liberados para o consumo, bem como palmito e cogumelos (*funghi*, *shimeji*, *shiitake* e outros), que têm pouquíssimas calorias.

O ideal seria iniciar a refeição com salada e legumes porque, quando começamos a comer, agimos de forma mais compulsiva. Devemos, então, privilegiar os alimentos de menor valor calórico, que dão sensação reconfortante, para, assim, conseguir apreciar com mais equilíbrio o prato principal. Por essas razões, um grupo de europeus criou a *slow food*, que é justamente o inverso da *fast-food* (que já virou uma praga).

É importante saber que a sensação de saciedade se dá 15 minutos após o início da refeição. Aumentar o número de refeições também é interessante pois, assim, busca-se saciedade, evitando a hipoglicemia e os exageros (gula, compulsão alimentar). Além disso, a ingestão da mesma quantidade de alimentos em mais refeições leva a menor ganho de peso, já que, se fracionarmos a comida, nosso aparelho digestivo será solicitado a trabalhar várias vezes, gerando maior gasto termogênico alimentar com a mesma absorção.

O ideal é nos alimentarmos seis vezes ao dia (café-da-manhã, lanche da manhã, almoço, lanche da tarde, jantar e lanche noturno). Os horários de almoço e jantar devem ser respeitados rigorosamente, seja você estudante ou assalariado.

Exemplos práticos para os demais horários:

Café-da-manhã: deixe a preguiça de lado, acorde uns minutinhos mais cedo e dedique essa parte do dia a si mesmo. Alimente-se com pães, torradas ou cereais matinais e tome uma bebida hipocalórica (chá, café, sucos, leite desnatado ou leite de soja sempre sem açúcar).

Observação: O leite desnatado tem porcentagem de carboidratos e lactose maior que a de proteínas; portanto, deve ser consumido no período de ingestão de carboidratos.

Lanche da manhã: pouco tempo é necessário para não ocasionar problemas na sua função (frutas, bolachas água-e-sal, barras de cereais sem açúcar).

Lanche da tarde: consuma alimentos práticos (gelatina, queijo, iogurte).

Lanche noturno: deve ser semelhante ao da tarde, associando caldos e chás reconfortantes.

A ingestão de líquidos durante as refeições, ao contrário do que as pessoas imaginam, não atrapalha, pois 70% do nosso corpo é composto de água. Não há problema, desde que seja uma bebida de baixa caloria (água, refrescos e refrigerantes sem açúcar). O indivíduo adulto deve tomar pelo menos dois litros de líquido por dia. No regime, essa prática se torna ainda mais importante, porque os corpos cetônicos (metabólitos resultantes da quebra da gordura corporal acumulada) são eliminados com a água. No emagrecimento, para cada grama de gordura queimada são necessários 50 mililitros de água.

Grupo das gorduras

As gorduras, também conhecidas como lipídeos, devem ser evitadas. Além de muito calóricas (possuem mais que o dobro de calorias quando comparadas a carboidratos e proteínas), na digestão e absorção, gastam pouquíssima energia. Entre os grupos é o que proporciona menor sensação de saciedade, por isso é mais fácil consumir compulsivamente um potinho de sorvete ou uma barra de chocolate.

As gorduras são divididas em dois grupos:

- Saturadas: podem ser sólidas e de origem animal, como banha de porco, carne gordurosa, pele de aves e laticínios gordurosos. Há também a gordura hidrogenada (gordura trans), que, apesar de ser vegetal, sofre processo de saturação. Exemplos: banha vegetal usada em margarinas e em produtos industrializados, como bolo de padaria, sorvetes e bolachas. A gordura trans é muito usada, pois é um jeito barato de deixar os alimentos duráveis sequinhos e apetitosos. Os alimentos com gordura trans estão ligados ao aumento do colesterol ruim e à diminuição do bom, causando doenças cardiovasculares, como infarto e derrame. Seu consumo deve ser evitado. Essa é uma questão tão séria que motivou a Agência Nacional de Vigilância Sanitária (Anvisa) a obrigar os fabricantes a especificar nas embalagens a porcentagem de gordura trans dos alimentos.

A Organização Mundial da Saúde (OMS) recomenda limitar a ingestão de gordura trans a 1% do valor calórico da dieta – por não ser necessária ao organismo. Exemplo prático: um adulto que consome 2.000 calorias por dia não deve ingerir mais que 2 gramas de gordura trans. Só para contar: 100 gramas de batatas fritas ou biscoitos *cream cracker* têm mais que 5 gramas de gordura trans. Em 100 gramas de margarina há 10!

- Insaturadas: mais líquidas, como óleos vegetais (azeite e óleos de canola, soja, girassol, milho, gergelim), óleos de peixes, nozes e demais castanhas. Apesar de calóricas, são ideais para o consumo com moderação, principalmente para temperar, e não aumentam o colesterol ruim.

Nós, brasileiros, consumimos sal (cloreto de sódio) acima da quantidade recomendada pela OMS (2,4 gramas de sódio por dia), hábito que causa aumento da pressão arterial e retenção de líquido (deixando a pessoa com aspecto de inchaço e alguns quilinhos a mais). Devemos diminuir o uso do sal comum e adotar o de baixo teor de sódio. Há no mercado um tipo de sal que tem metade da composição de cloreto de potássio, diminuindo em 50% o teor de sódio. Introduzindo-se potássio, há a diminuição do risco de câimbras e melhora da força muscular.

Devemos dar ênfase aos condimentos naturais que temperam os alimentos com agradáveis sabores, diminuindo a necessidade de sal e gordura. Exemplos: alho, cebolinha, coentro, hortelã, manjericão, sálvia, açafrão, mostarda, orégano, pimenta, tomilho e outras especiarias exóticas, como *curry*, noz-moscada, cravo, páprica e canela.

O importante é consumir os alimentos que mais lhe agradam, obedecendo aos conceitos expostos acima, para que você não encontre dificuldades para seguir a dieta.

Exemplos de uma alimentação dissociada hipocalórica gostosa

Café-da-manhã

- Leite desnatado, leite de soja, chá, café e suco sem açúcar. Torradas, pães e cereais matinais com geléias *diet* e *light* ou margarina *light*.

Lanche da manhã

- Frutas e/ou barras de cereais sem açúcar.

Almoço

- Entrada: verduras e legumes (crus, cozidos ou grelhados) à vontade.
- Prato principal com carboidrato: massas, tubérculos (batata e mandioca), arroz, feijão e outras leguminosas (ervilha, lentilha, grão-de-bico).
- Sobremesa: frutas.

Lanche da tarde

- Iogurte desnatado e sem açúcar, queijos magros e gelatina.

Jantar

- Entrada: saladas, sopas ou *consommé* (sopa fria) com verduras e legumes.
- Prato principal: carnes magras grelhadas, cozidas ou assadas. Lembrando que a pele das aves deve ser retirada, assim como as tirinhas de gordura dos bifes. Se preferir, ovos e queijos acompanhados ou sozinhos.
- Sobremesa: pudins, manjares ou gelatinas, todos sempre *diet*.

Lanche noturno

- Caldos, chás, iogurtes e queijos.

Além de ter baixo valor calórico, a dieta dissociada é ideal para indivíduos que sofrem de obstipação intestinal (por ser rica em fibras), gastrite, úlcera ou hérnia hiatal (por ser fracionada e evitar a gordura), bem como para diabéticos (por não incluir açúcar, mantendo baixo o nível glicêmico, e por ser rica em fibras). Alimentos embutidos devem ser evitados pois, para ser mais bem conservados, requerem grandes quantidades de sal e açúcar, além de vários conservantes artificiais.

III
ALIMENTOS FUNCIONAIS

Alimentos funcionais são aqueles que podem nos manter saudáveis e jovens por mais tempo, aumentando a qualidade de vida, desde que consumidos regularmente. Conseguem prevenir inúmeras doenças, como hipertensão, diabetes, infarto, derrame, esclerose e até câncer! Os principais são:

- Cereais integrais, como aveia, centeio, cevada e farelo de trigo. São capazes de diminuir os níveis de colesterol ruim (VLDL e LDL) em mais de 10% do total, pela grande quantidade de fibras solúveis em sua composição. Nos Estados Unidos, a FDA (agência reguladora de medicamentos e alimentos) concedeu aos alimentos ricos em aveia o selo de redutor do risco de doenças cardíacas. Vale a pena lembrar que esses alimentos contêm também fibras insolúveis, cujo consumo previne o câncer de intestino. Dose ideal: 4 colheres de sopa por dia.
- Castanha-do-pará, assim como noz, pistache e amêndoa, porém muito mais disponível. Rica em selênio e vitamina E, tem propriedades antioxidantes e é boa para o sistema imunológico. A presença de gorduras monoinsaturadas é benéfica. Quantidade recomendada: 3 a 5 unidades por dia.
- Soja e seus derivados são ricos em isoflavona, substância cuja função se assemelha à do hormônio estrogê-

nio. É famosa por minimizar os sintomas do climatério. Previne também doenças cardiovasculares e alguns tipos comuns de câncer, como o de mama e o de próstata. Recomenda-se a ingestão de 25 gramas por dia (1 xícara de chá).

- Óleo de oliva (azeite). Por ser rico em gorduras monoinsaturadas, ajuda a elevar o HDL, o colesterol bom. Tem propriedades antioxidantes e ajuda a combater os radicais livres associados a doenças degenerativas. Usar 2 colheres de sopa por dia.

- Peixes marinhos, como salmão, sardinha e atum, são ricos em ácidos graxos do tipo ômega 3, que previnem infartos e derrames. Diminuem os níveis de colesterol ruim e aumentam os de colesterol bom. Estudos indicam a melhora da artrite (devido à diminuição da produção de prostaglandina) e da depressão, e a prevenção de doenças, como o Mal de Alzheimer. Quantidade recomendada: um filé, duas a três vezes por semana.

- Tomate e frutas vermelhas, como amora, framboesa, melancia, goiaba e morango, possuem licopeno, pigmento que dá sua cor característica. É um poderoso antioxidante, com ação preventiva contra o câncer de próstata e doenças cardiovasculares. Além do licopeno, na goiaba é encontrada a pectina (fibra solúvel), que ajuda no controle do colesterol e do diabetes. Dose ideal: uma porção diária.

- Alho e cebola reduzem a pressão arterial e estimulam a função imunológica (inibem o *H.pylori*, bactéria que causa úlcera gástrica). Devem ser usados como tempero diariamente. Mas tome cuidado com os preparados prontos, pois têm conservantes e sal.

- Cenoura e outros alimentos ricos em betacaroteno, como mamão e abóbora. Esse elemento é precursor da vitamina A, necessária para a visão, para a textura da pele e para o sistema imunológico. O betacaroteno é um importante antioxidante, pois diminui os radicais livres. Uma porção por dia é o consumo indicado.

- Leite desnatado é um dos principais fornecedores de cálcio e vitamina A, com proteínas de alto valor biológico. Lembre-se de que o leite desnatado, em comparação com o integral, possui 15% a mais de cálcio. Beber 1 copo por dia.

- Iogurtes e fermentados contêm bactérias probióticas benéficas para a saúde (atuam no equilíbrio da flora intestinal), melhoram o sistema imunológico e aumentam a absorção de cálcio pelo organismo. Beber 1 copo por dia.

- Uvas vermelhas, suco de uva natural e vinhos tintos são importantes devido à ação de um poderoso antioxidante, o resveratrol (encontrado basicamente na casca da uva), que ajuda a aumentar o colesterol bom, evita o acúmulo de gordura nas artérias e previne doenças cardíacas. No passado, a semente era desprezada. Hoje, porém, sabe-se que possui um elemento chamado polifenol, eficaz para manter a pele jovem, daí seu uso em cremes e loções.

- Maçã, desde que consumida com a casca (parte que possui mais vitaminas), ajuda a prevenir de tumores malignos a doenças como a catarata. Existe um provérbio em inglês que alerta: "*An apple a day keeps the doctor away*"; em português: "Uma maçã por dia mantém o médico distante".

- Frutas cítricas, como laranja, limão e lima, são excelentes fontes de ácido fólico e de vitamina C, de forte ação antioxidante. Além disso, previnem doenças cardiovasculares, pois diminuem a viscosidade sanguínea. É importante que sejam consumidas bem frescas e de preferência com os bagaços, que têm muitas fibras. Os bagaços, assim como a goiaba, são ricos em pectina. Consumir uma fruta por dia.

- Açaí é um poderoso antioxidante e antiinflamatório, rico em aminoácidos e óleos insaturados. Preste atenção, pois alguns dos preparados vendidos nos grandes centros contêm grande acréscimo de açúcar.

IV
ALIMENTOS PERIGOSOS

Infelizmente, muitos alimentos perigosos estão sendo amplamente consumidos no dia-a-dia. O mal mora ao lado e seduz das mais diversas formas (ótimas propagandas com lindas mulheres e belos rapazes aparentando despreocupação e felicidade; sem mencionar a sensação de prazer que reina no ar). Na prática, são aqueles ricos em açúcar e gordura saturada, muito usados na indústria alimentícia.

Alguns alimentos perigosos:

- Alimentos para crianças em fase de crescimento: por serem específicos a essa fase de intenso processo de formação e crescimento, possuem grande quantidade calórica em pequenas porções.
- Sorvetes: alimentos aparentemente leves que escondem enorme quantidade de gordura (para dar aspecto aerado, leve e cremoso) e açúcar. São freqüentemente consumidos, e de forma exagerada no verão ou ante desentendimentos com a pessoa amada.
- Bolachas recheadas: combinação desastrosa para o corpo. Muito carboidrato, muita gordura hidrogenada (trans).
- Salgadinhos: petiscos que vêm em pacotes industrializados, cheios de conservantes e corantes, com quantidade abusiva de sal, além de alto teor calórico em pequena quantidade de peso!

- Frituras: neste quesito, nós, brasileiros, estamos em destaque! Podemos citar uma infinidade delas (coxinhas, pastéis, croquetes, rissoles etc.). Nem é preciso mencionar o excesso de gorduras e de calorias que contêm, além da conservação inadequada em vários estabelecimentos. Mesmo que se utilize o óleo vegetal, que é insaturado, em altas temperaturas, ele apresenta porcentagem de saturação acentuada quando reutilizado.
- Refrigerantes, balas, chicletes e afins: guloseimas muito calóricas (com alto teor de açúcar). Podem ser facilmente substituídas por produtos *diet* (hoje tão aprimorados que praticamente não se nota diferença no sabor).
- Chocolates: deliciosos! Muitos de nós somos "chocólatras"! Mas é um alimento gorduroso, com muito açúcar, cada 100 gramas tem 650 calorias. Portanto, dê preferência aos chocolates sem açúcar e com maior concentração de cacau. Guarde-os para ocasiões realmente especiais. Tanto a manteiga de cacau como o óleo de coco e o de dendê, apesar da origem vegetal, contêm certa quantidade de óleos saturados.

V
OCASIÕES SOCIAIS

Você deve estar pensando: "Legal, até agora tudo bem, mas o que eu vou fazer no aniversário do Pedrinho ou no coquetel da empresa?" Dúvidas pertinentes! Basta ser ponderado: vá à festa, divirta-se (sua vida social é indispensável para o próprio bem-estar) e tente comer o mínimo possível de salgados e docinhos. Então você pensa: "Mas mesmo assim vou engordar!" Sim, mas pouco, afinal, você não tem a agenda de uma celebridade hollywoodiana, nem vai comer desesperadamente. Eventos sociais e festas costumam ser pouco freqüentes; portanto, não se desespere. No entanto, se você é dona de um bufê, membro da nata da sociedade ou algum galã de cinema, vai precisar ser mais precavido e se controlar ainda mais.

As pessoas de dieta, que raramente participam de eventos, podem se dar ao luxo de fazer "O dia do doce". Nesse dia, você abrirá uma exceção e poderá comer uma quantidade controlada de seu doce favorito ou daquele quitute que você viu há dias e parece não sair de sua cabeça. Como já foi dito, quando você come açúcar, a queima de gordura é bloqueada, atrasando a conquista de seu objetivo.

O importante é como você se alimenta todos os dias. Engordamos com excessos calóricos rotineiros. As pessoas magras são magras porque consomem menos calorias e cometem menos excessos.

VI
MANTENDO O PESO

Quem já atingiu o peso idealizado ou está perto de atingi-lo deve refletir e se policiar. Para quem já chegou até aqui, o que não é fácil, PARABÉNS! Mas não jogue todo esse esforço fora se empolgando e comendo excessivamente. Essa é uma fase difícil, pois todos que o conheceram maior verão que você está magro, e automaticamente o incentivarão a comer mais. Relaxe, eu também já passei por isso. Não se engane, pois, apesar da sensação de tarefa cumprida, você deve estar atento, porque o organismo tende a recuperar os quilinhos eliminados.

Existe uma fórmula aproximada para você descobrir sua necessidade calórica diária, que não deve ser ultrapassada: trinta vezes o peso corporal, por exemplo: 65 quilos × 30 calorias = 1.950 calorias por dia (para um adulto não esportista manter o peso).

Não, você não precisa andar com uma calculadora. É só ter bom senso e não se deixar enganar, já que um prato abarrotado de comida tem mais ou menos essa quantidade calórica.

Para você, que pensa como eu e acha que a questão dos números é um problema, aqui vão más notícias. Para ter um ganho de peso de ½ quilo em uma semana, basta consumir 3.500 calorias a mais em sete dias. Isso pode parecer muito, mas é apenas um lanche, somado à quantidade de calorias necessárias diariamente.

VII
A IMPORTÂNCIA DA ATIVIDADE FÍSICA

Algumas pessoas realmente são esportistas, mas a maioria não nasceu para a coisa. Relaxe, ninguém é obrigado a se tornar um aspirante a atleta olímpico. Portanto, procure uma atividade que se encaixe da melhor forma possível em seu cotidiano. Com a dieta dissociada, você emagrece sem precisar fazer atividade física. Mas se você a fizer, melhor: ela acelera o emagrecimento. A atividade física diminui a resistência insulínica associada ao acúmulo de gordura, principalmente visceral. A aeróbica é a atividade mais indicada para o gasto de calorias, pois movimenta grande quantidade de massa muscular, eleva o consumo de oxigênio e promove boa perda de gordura.

Saiba quantas calorias são queimadas com as atividades abaixo, em ritmo moderado, por 30 minutos:

Caminhar – 150 calorias
Pedalar – 210 calorias
Patinar (patinação no gelo, com patins ou *skate*) – 210 calorias
Pular corda – 321 calorias
Participar de jogos de quadra – 225 calorias
Jogar tênis – 225 calorias
Remar – 310 calorias
Nadar – 270 calorias

Fazer hidroginástica – 240 calorias

Dançar – 210 calorias

Realizar trabalho doméstico– 225 calorias

Observação: Caso você queira calcular as calorias eliminadas em diferentes períodos de duração da atividade, utilize a regra de três.

É importante ressaltar que apenas depois de 20 minutos a queima metabólica realmente começa a acontecer. Dependendo do seu estado físico, indica-se a prática de exercícios duas ou três vezes por semana. Evitar exageros é fundamental. Tentar recuperar o dia que faltou à academia ou a fugidinha do regime do dia anterior só aumenta a bola-de-neve. Além de correr o risco de lesar ligamentos e articulações e de causar contratura muscular, você poderá se sentir frustrado por não conseguir perder as calorias esperadas. O contrário é o que mais ocorre: a pessoa estava cansada, por isso não foi à academia na segunda e na terça-feira. Assim, acredita que a semana está perdida e espera a chegada da próxima segunda-feira para entrar na linha novamente ("A lenda da segunda-feira", dia internacional do começo do regime). É preciso tomar cuidado com isso, pois faltar um dia em um ano não é problema, o problema é faltar um dia e, com isso, justificar a sua ausência por um período maior. Com a comida ocorre o mesmo: você não resiste e come uma besteira. Não se crucifique por esse deslize. Continue a dieta normalmente, pois querer descontar comendo menos (ou mais!) só piora a situação.

Fazer musculação é importante para o emagrecimento, pois aumenta a porcentagem corporal de massa magra, elevando o metabolismo. Quanto mais musculatura o indivíduo adquirir, mais eficiente será sua queima em todas as atividades.

Logo, colabora com o emagrecimento e a manutenção de peso. Existem dois tipos de musculação: a de hipertrofia e a de ganho de tônus. A musculação para ganho de massa (magra), hipertrofia, é feita por meio de exercícios resistidos. É aconselhada para pessoas que estão em seu peso normal ou muito perto dele. As séries têm peso maior (progressivo), maior número de seqüências e menor número de repetições. O ideal é fazê-las com um bom intervalo e, pelo menos no início, supervisionadas por um profissional.

Os indivíduos que já perderam alguns quilos, mas ainda têm uma longa jornada, podem ficar com a pele ligeiramente flácida. Seria interessante, nesse caso, começar a praticar séries com pouco peso, concentrando-se nas seqüências e em mais repetições para ganhar tônus.

A prática de atividade física provoca inicialmente a sensação de afinamento. Essa sensação não apresenta comprovação na balança, devido ao ganho de massa muscular. Pessoas com peso elevado, no começo, devem evitar qualquer exercício de muito impacto, para evitar lesões em ligamentos e músculos. Durante a atividade física, é importante a ingestão de líquido, porque a falta dele provoca redução de rendimento, diminuição da capacidade motora e aumento do risco de lesão corporal.

A importância da atividade física na perda de peso é constatada pois, além da queima induzida, ela diminui a fome, exige menor produção de insulina, melhora o nível de serotonina e aumenta as endorfinas associadas à sensação de bem-estar. Por essas razões, há muitas pessoas viciadas em corrida. Já os exercícios localizados são usados para trabalhar mais detalhadamente um grupo de músculos, mas queimam menos gordura.

O metabolismo basal representa mais de 60% do gasto diário de energia, é maior em homens que em mulheres, e em jovens que em velhos. Na idade adulta, a cada dez anos perdemos 5% da massa muscular e ganhamos 5% de gordura, o que confirma a importância de manter uma atividade física ao longo da vida. Cuidado com a orientação inadequada de profissionais da área de musculação que aconselham maior ingestão de carboidratos para ganho de massa muscular. Isso, para indivíduos gordinhos, é uma tragédia e só vai aumentar a quantidade de gordura.

A freqüência cardíaca máxima pode ser facilmente calculada com a seguinte fórmula: 220 − a idade. Uma freqüência ótima representa 70 a 80% do valor da máxima, faixa de trabalho cardiovascular que aumenta a queima.

Os indivíduos nascem com diferentes proporções de massa magra: os homens têm porcentagem maior de musculatura, principalmente os negros. As mulheres na menopausa e os homens tendem a acumular gordura abdominal pela ação de distúrbios metabólicos. Na região abdominal, os músculos têm capacidade menor de hipertrofia, o que explica o crescimento da barriga.

Aos que estão realmente preocupados com o aumento e a definição muscular, aconselha-se consumir carboidratos no mesmo período em que praticam a malhação, para evitar a queima de proteína corpórea. A dieta dissociada recomenda o consumo de carboidratos no período de maior atividade.

Durante a atividade física prolongada, além de manter a hidratação, é importante a ingestão de carboidratos, como frutose ou maltodextrina, aumentando o aporte energético. Evite sempre o consumo de sacarose, que libera a insulina e pode desencadear a hipoglicemia.

VIII
RESPOSTAS ÀS PRINCIPAIS PERGUNTAS DOS PACIENTES

O que é hipoglicemia?

É a circulação de baixo nível de glicose no sangue, normalmente devido à baixa ingestão calórica não compensada pelo metabolismo. O fracionamento proposto na dieta dissociada é o ideal e ajuda a prevenir a hipoglicemia. Os principais sintomas deste estado são tontura, fraqueza, sudorese e dor de cabeça. O indivíduo hipoglicêmico, normalmente, quando ingere alimentos ricos em açúcar, provoca uma reação do pâncreas, que libera muita insulina. Nesse caso, é preciso abolir o açúcar (sacarose), usando preferencialmente os adoçantes ou frutose como conduta terapêutica. O açúcar é inadequado não só ao emagrecimento, como a indivíduos hipoglicêmicos ou diabéticos, mesmo que sejam magrinhos.

Será que eu tenho algum problema na tireóide?

O ideal seria fazer uma avaliação com um endocrinologista. Mas fique calmo: menos de 5% da população obesa mundial tem alterações significativas na tireóide. Na maioria dos indivíduos, o que ocorre é um problema de falta de autocontrole.

É preciso lembrar que a tireóide é a glândula responsável pela produção de hormônios reguladores do metabolismo. O hipotireoidismo ocorre quando a produção de hormônios está baixa, levando a um aumento de peso com retenção de líquidos e sonolência. O hipertireoidismo ocorre inversamente, ou seja, é um excesso hormonal com tendência à perda de peso, taquicardia e agitação. Essas doenças são mais freqüentes em mulheres, principalmente após os 30 anos.

Quando eu devo tomar medicamento para emagrecer?

Este é um assunto muito controverso. O ideal seria que todas as pessoas emagrecessem sem tomar qualquer tipo de medicação; porém, exceções existem e devem ser respeitadas, seguindo a orientação do médico.

Não gosto de nada verde! O que eu faço?

Mude de hábito! Tente experimentar, com calma e sem preconceito, receitas criativas com verduras e legumes. Certamente você encontrará algum novo sabor surpreendente.

Por que as outras dietas não funcionam?

Por vários motivos: correlacionar emagrecimento com dias da semana ou ciclos temporais nada tem de científico nem de lógico; considerar que um alimento tem poder de eliminar calorias de outros também soa muito estranho; e contar as calorias dos alimentos com precisão é inviável, a não ser que você ande com uma balança e uma calculadora.

Dietas que liberam o consumo de gordura tendem a aumentar colesterol e triglicérides. Dietas à base apenas de proteínas aumentam o ácido úrico e provocam sobrecarga renal. Dietas à base apenas de carboidratos causam perda de peso lenta e aumentam os triglicérides. Portanto, a grande vantagem da dieta dissociada é que, mesmo sendo de baixa caloria, permite bom emagrecimento, sem os efeitos danosos descritos acima, porque é nutricionalmente balanceada. É, pois, propícia para se adaptar à sua vida.

Por que no início da dieta eu perco mais peso?

No início, além de perder gordura, você elimina mais líquidos. Quanto mais perto você chega do peso ideal, mais o organismo diminui o gasto basal, exigindo maior controle da dieta e regularidade na atividade física.

O que fazer para consumir mais fibras?

As principais fibras são: pectinas, celulose, hemicelulose, ágar, liginina e carágeno. São encontradas nas frutas e verduras, nos legumes e cereais integrais. Acredite: comer pipoca é uma ótima forma de consumir fibras (não exagerando no sal e na gordura, é claro!).

Alimentos ricos em fibras:

- Verduras e legumes: brócolis, abóbora, cenoura, couve, repolho.
- Grãos: ervilha, feijão, milho, pistache, soja.
- Cereais integrais: aveia, trigo, centeio.

♨ Frutas: goiaba, banana, coco, *kiwi*, maçã, manga, pêra, ameixa, laranja.

Observação: Frutas secas, como damasco, figo e ameixa, têm grande quantidade de fibras por peso.

Como reeducar meu hábito intestinal?

Em primeiro lugar, evite o uso de laxante, pois ele normalmente produz flatulência, cólica e também pode causar dependência e flacidez intestinal. Aumente a ingestão de água, pois ela lubrifica o trato intestinal, facilitando a evacuação. Além disso, é indispensável para a expansão das fibras, que são necessárias para a formação do bolo fecal. Praticar atividade física com freqüência e manter uma alimentação regular também facilita a sua vida. E não se esqueça de todos os alimentos obstipantes e laxativos que a sua avó repetia à exaustão toda vez que alguém se referia a complicações gastrintestinais:

🐾 Laxativos: laranja, ameixa, uva, mamão, aveia (e demais alimentos integrais).

🐾 Obstipantes: maçã, banana, goiaba, arroz, batata e mandioca.

Quanto peso devo perder em um mês?

Depende de quanto a mais você está pesando, se seguiu a dieta à risca. Depende de seu biótipo, de sua idade e da atividade física. A perda de peso mensal, para ser saudável, não deve exceder 10% do peso corporal. Exemplo: se você pesa 90 quilos, deve perder, no máximo, 9 quilos no mês.

A dieta atrapalha o uso de algum medicamento?

Não, pois a dieta dissociada é balanceada e equilibrada.

O que devo fazer com o consumo de bebidas alcoólicas?

A presença do álcool atrapalha a perda de peso, porque seu nível calórico (7 calorias por grama) é alto e só perde para a caloria da gordura (9 calorias por grama). Lembre-se de que bebidas fermentadas, como cerveja (155 calorias por lata), por conter cevada, devem ser consumidas, preferencialmente, nas refeições com predomínio de carboidrato.

Vale a pena conceituar que a maltose é o açúcar vice-campeão em liberação de insulina, perdendo apenas para a sacarose. A maltose presente na fórmula da cerveja força o pâncreas a liberar mais insulina, aumentando o acúmulo de gordura, que no homem é mais abdominal – a famosa barriguinha de chope deve-se à maltose.

Para os mais refinados, é interessante beber vinho, que, apesar de ser mais caro e transmitir mais sensação de calor, oferece mais benefícios. Para acompanhar massa, nada melhor que um bom vinho! Principalmente o tinto, pois, como já foi dito aqui, contém uma substância chamada resveratrol (na casca da uva), que tem o efeito de diminuir o LDL (colesterol ruim) e aumentar o HDL (colesterol bom), por reduzir o acúmulo de gordura dos vasos. Além disso, contém substâncias antioxidantes, como outros flavonóides. Uma taça de vinho tinto seco (100 mililitros) tem 80 calorias, semelhante a um copo de leite desnatado (200 mililitros). Não adianta tentar se enganar: vinhos de sobremesa, licorosos, lambruscos e frisantes têm muito mais do que isso!

Já as bebidas destiladas, como cachaça, vodca, absinto, tequila, saquê, uísque e conhaque, devem ser consumidas com proteínas.

O álcool induz à desidratação por diminuir o hormônio antidiurético (ADH), secretado pela hipófise, causando maior perda de líquido. É por isso que a pessoa que ingeriu álcool acorda com a boca seca. Saiba que a mulher é mais sensível ao álcool devido à reserva de glicogênio no fígado proporcionalmente menor, o que pode desencadear hipoglicemia com mais facilidade.

Ingerir líquido durante a refeição engorda?

A ingestão de líquido, quando não-calórico, não leva ao aumento de peso. Na verdade, pode até ajudar a diminuir a quantidade de alimento ingerido, por aumentar a sensação de saciedade pela dilatação do estômago. Há pessoas com patologias gástricas, como hérnia hiatal, que podem sofrer algum tipo de transtorno.

E o cafezinho?

O consumo de café é benéfico para o emagrecimento, porque a cafeína possui ação termogênica. Estudos demonstram que ela também melhora o desempenho físico, a capacidade de raciocínio, a concentração e a memória. Alguns cientistas consideram o café um broncodilatador, por melhorar a ventilação pulmonar.

Qual é a correlação entre o aumento de peso e a diminuição do consumo de cigarros?

A brilhante idéia de largar o vício do fumo pode levar ao aumento de outro vício oral que você já tem, ou seja, comer. Entretanto, esse efeito é limitado aos primeiros meses.

Perder peso é igual a perder medidas?

Não. Quando você inicia o processo de emagrecimento associado à atividade física gera, nas primeiras etapas, uma perda de medidas maior do que de peso. Como a massa magra é mais densa (mesmo volume tem um peso maior), cria a falsa impressão de menor perda de peso. Não se apresse em diminuir o seu número na balança: é melhor a perda mais progressiva e duradoura.

A sauna emagrece?

A sauna seca ou úmida, se usada de forma correta, é benéfica para a saúde. Nela, ocorre um gasto de energia pequeno, para a temperatura do corpo não oscilar e ficar abaixo dos 37,5° C. A perda de peso é mais hídrica, sendo recuperada após ingestão normal de líquido. A desidratação da sauna deve ser rapidamente reposta.

Por que é mais difícil eliminar os últimos quilos?

A porcentagem de perda de peso vai diminuindo progressivamente, e o organismo cria mecanismos para poupar energia, com o intuito de diminuir o ritmo de emagrecimento.

Jejum emagrece?

Ficar muitas horas sem se alimentar, pulando refeições, além de provocar efeitos colaterais, como tontura, fraqueza e falta de concentração, pode atrapalhar o emagrecimento, porque o organismo tende a diminuir o gasto energético basal queimando menos e provocando efeito rebote, aumentando o apetite.

A dieta dissociada prejudica a gravidez?

Não há nenhuma contra-indicação. É indicada à gestante que não queira engordar ou que esteja engordando excessivamente.

O que é índice glicêmico?

É uma conta que mede o grau de elevação da glicemia causada pelo consumo de alimentos. É a capacidade de excitar o pâncreas com a glicose e fazê-lo liberar a insulina. Foi criado com base no postulado de que a liberação de insulina pela administração de glicose endovenosa é de 100%.

Os alimentos com grande quantidade de carboidrato simples (açúcar de cana) têm alto índice glicêmico. Essa elevação do índice não depende só da concentração de carboidratos, mas também da forma como eles se apresentam, ocasionando variação na sua ingestão e digestão. Alguns carboidratos simples, como a frutose, apresentam índice glicêmico baixo, apesar de terem a mesma caloria da sacarose. As frutas, apesar da frutose, quando consumidas com cascas e bagaços, geram menor elevação do índice glicêmico que um suco coado. A maltose, açúcar da cerveja, eleva o índice mais do que o pão branco, que é um dos campeões.

Os alimentos ricos em amidos (carboidratos complexos), quando beneficiados (arroz branco, farinha branca, massas industrializadas), têm índice glicêmico mais alto que seus similares integrais.

As leguminosas têm índice baixo (soja, feijão, grão-de-bico). A batata-doce possui um índice menor do que o da batata inglesa (comum). Se compararmos a cenoura com a batata, apesar de as duas apresentarem índice glicêmico semelhante, veremos que o valor calórico da cenoura é menor, por ter menos carboidratos.

É preciso lembrar que alimentos com baixo índice glicêmico são interessantes, porque dão maior saciedade. Ao contrário dos que têm índice glicêmico alto, que liberam maior quantidade de insulina, dando mais sensação de fome.

O que é cetose?

Durante o emagrecimento, ocorre queima de gordura. Os metabólitos resultantes dessa queima de gordura são os corpos cetônicos, que, além de ser eliminados na urina, são eliminados durante a respiração, causando o hálito característico.

IX
GLOSSÁRIO

Ácido úrico

O ácido úrico é formado no organismo durante a digestão das proteínas. Seu excesso, geralmente decorrente de predisposição genética, aliado ao alto consumo protéico, forma cristais que se depositam principalmente nas articulações, podendo causar crises de gota.

Adoçantes

Os adoçantes são as substâncias que substituem o sabor doce do açúcar. Por serem pouco calóricos, são úteis na dieta de emagrecimento ou manutenção do peso.

Os principais são:

- Sacarina: usada desde 1900, é o adoçante mais antigo. Adoça cerca de duzentas vezes mais que a sacarose (açúcar) e não é calórica. Além disso, é estável em altas temperaturas, ideal também para preparações quentes.
- Ciclamato: usado desde a década de 1940, adoça cerca de trinta vezes mais que a sacarose e não é calórico. Também é estável em altas temperaturas. Costuma ser associado à sacarina.
- Aspartame: sintetizado desde 1965, é uma proteína composta por fenilalanina e ácido aspártico. Ado-

ça duzentas vezes mais que a sacarose e tem 4 calorias por grama. Não é estável em altas temperaturas.

É importante lembrar que é contra-indicado a fenilcetonúricos, indivíduos portadores de uma doença genética rara, que são incapazes de metabolizar a fenilalanina. Tal doença é diagnosticada após o nascimento, com a realização do conhecido teste do pezinho.

- Acessulfame K: descoberto em 1965, adoça 125 vezes mais que a sacarose e não é calórico. É instável em altas temperaturas.
- Stévia: extraído de uma folha da América do Sul, adoça duzentas vezes mais e não é calórico. Estável em altas temperaturas.
- Sucralose: modificado sintético da sacarose, adoça cerca de seiscentas vezes mais e não é calórico. É estável em altas temperaturas.

Na indústria de produtos dietéticos, são também usados o sorbitol e o manitol. Utilizado em balas e doces, o sorbitol não adoça muito, mas altera a textura dos produtos e possui forte efeito laxativo quando consumido em grandes quantidades. O manitol é usado em gomas-de-mascar devido ao seu sabor refrescante.

Alimentos afrodisíacos

Os alimentos afrodisíacos são assunto de interesse geral...

Servem para quem está pensando em preparar uma refeição para uma ocasião especial ou para quem vai jantar num restaurante legal.

Apesar de ser um tema atual, os alimentos afrodisíacos já são conhecidos há séculos. São eles:

- Temperos, como pimentas, pápricas, *curry* e canela, são vasodilatadores e melhoram a circulação em diversas regiões do corpo.
- Substâncias especiais, como cafeína e xanteína, encontradas no café, pó de guaraná, ginseng e nos chás, são termogênicas (dão aquele calorzinho!).
- Chocolate, morangos e uvas, por aumentarem a liberação de serotonina, melhoram o humor, "criando um clima".
- Bebidas alcoólicas, como vinho ou champanhe, quando ingeridas com moderação, ajudam a criar um clima de descontração necessário ao momento.

A prática sexual, além de melhorar a auto-estima, provoca bom gasto calórico.

Alimentos orgânicos

Alimentos orgânicos são aqueles em cujo cultivo é proibida a utilização de agrotóxicos e adubos químicos. Os animais são criados sem o uso de hormônio do crescimento, anabolizantes e antibióticos. Infelizmente, além de relativamente difíceis de encontrar, são mais caros em cerca de 30 a 50%. Essa situação tende a melhorar, pois o mercado de alimentos orgânicos está em crescimento.

Sabe-se que nas culturas de alguns alimentos, como tomate, morango, mamão e uva, utiliza-se grande quantidade de produtos químicos. É necessário realizar um procedimento, antes do consumo, para a eliminação dos agrotóxicos. A retirada dos agrotóxicos pode ser feita deixando os alimentos não orgânicos de molho, na proporção de um litro de água para 50 mililitros de vinagre por 10 minutos.

Anabolizantes e afins

Os anabolizantes, na maioria das vezes, são drogas derivadas da testosterona (hormônio masculino), usadas na forma injetável ou oral. A finalidade é o crescimento muscular, que só ocorre com a prática de exercícios. Esse crescimento é exacerbado pelo acúmulo de água no interior das células, causando inchaço. Portanto, quando induzido artificialmente, não tem efeito duradouro.

O uso de anabolizantes sempre deve ser acompanhado de orientação médica, pois, se for realizado de forma inadequada, pode causar complicações sérias. As principais são: impotência sexual, grande aumento de acne, queda de cabelo, aumento de pêlos nas mulheres e do volume das mamas nos homens. Além disso, predispõe ao aparecimento de cirrose e câncer de fígado.

Como vimos, o grande perigo do uso dessas substâncias é que o indivíduo, na ânsia de obter resultados rápidos, pode arranjar um problema duradouro e de difícil resolução.

Um conceito interessante é a vigorexia, transtorno psiquiátrico do culto ao corpo. Os indivíduos que têm esse problema nunca estão satisfeitos com sua imagem. Apesar de terem corpos musculosos, continuam se sentindo miúdos e fracos.

Existem outras substâncias de menor risco:

- L-carnitina: aminoácido que ajuda a gordura a entrar na célula para ser queimada. Sua suplementação é indicada quando há carência deste elemento.
- Creatina: substância natural do corpo humano. É usada em atividades físicas mais prolongadas, pois serve como reserva energética muscular. Só deve ser utilizada com orientação médica.

Antioxidantes

Hoje em dia, os antioxidantes estão muito valorizados, porque são substâncias que ajudam o corpo a reparar os danos causados pelos radicais livres (resíduos metabólicos produzidos pelas células, responsáveis pelo envelhecimento celular e desenvolvimento de câncer).

Os principais antioxidantes são: vitaminas C e E, betacaroteno, flavonóides (substâncias fitoquímicas encontradas nos pigmentos de frutas, verduras e legumes), ácido fólico (ainda mais importante para a gestante), zinco, selênio e manganês. São encontrados em verduras verde-escuras, como rúcula, agrião, brócolis e espinafre, e também em vegetais, como cenoura e alho.

Semente de girassol, castanha-do-pará, grãos integrais (arroz, trigo), azeite e soja estão sendo usados para combater os sintomas desagradáveis da menopausa, e ao lado de frutas como manga, morango, laranja e tomate. O tomate, como vimos, é uma fruta rica em licopeno, principalmente na forma de molho, protegendo tanto os homens do câncer de próstata quanto as mulheres do câncer de mama. O licopeno é encontrado ainda na goiaba vermelha e na melancia.

Alguns chás também têm sido utilizados por terem ação antioxidante, devido aos compostos fenólicos, principalmente o chá-verde. É desaconselhável consumir bebidas em temperaturas muito elevadas, pois estão relacionadas com o câncer de esôfago. Exemplo clássico: o chimarrão dos gaúchos.

Bioimpedância

Método científico que quantifica a porcentagem de gordura corporal com a utilização de um aparelho gerador de corrente de baixa voltagem. Como o músculo e o osso são melhores condutores e têm mais água (70 a 75%), é possível saber a quantidade de gordura, que é má condutora (menos de 10% de água).

O normal para os homens é até 20% e, para as mulheres, 25%, considerando que elas têm, em média, 5% mais de gordura que eles, o que lhes confere contornos típicos.

No caso de obesos com mais de 100 quilos, é mais fidedigna a metodologia radiológica de densitometria.

Cálculo do IMC

Método antropométrico de avaliação de peso adotado pela Organização Mundial da Saúde. O índice de massa corporal (IMC) é obtido dividindo-se o peso pela altura ao quadrado.

Índices do IMC
De 19 a 24,9 = normal
De 25 a 29,9 = sobrepeso
De 30 a 39,9 = obeso

De 40 para cima = obesidade mórbida (estimado em um milhão de brasileiros)

Estudos recentes provam que um índice menor que 20 está abaixo do normal, associado a doenças e maior taxa de mortalidade. Estar magro não implica obrigatoriamente ser saudável. Dados apontam que 40% da população brasileira está com IMC acima de 25, isto é, com peso acima do normal. Nos Estados Unidos, 60% da população está na faixa de sobrepeso.

Esse método não discrimina a quantidade de gordura da massa magra; por isso, pessoas com maior desenvolvimento muscular (halterofilistas, por exemplo) podem ser enquadradas, erroneamente, no nível de sobrepeso ou obesidade.

Cirurgia plástica

A cirurgia plástica é importante para as pessoas que ficaram com baixa auto-estima ou com o corpo muito flácido após o emagrecimento. Ainda muito caras para a maioria da população, apresentam resultados incríveis na maioria dos casos.

O nosso país está entre os primeiros do mundo em número de cirurgias plásticas. Mas cuidado: antes de optar por uma cirurgia, é aconselhável checar se o cirurgião é membro de alguma associação confiável.

Colesterol

O colesterol é uma substância essencial para o organismo, pois está presente nas membranas das células e serve de base para a produção de diversos hormônios. O problema é quando ocorre um acúmulo de colesterol no organismo devido à ingestão de muitos alimentos ricos nessas substâncias ou à alteração no fígado, que aumenta sua produção endógena.

O colesterol é encontrado principalmente em alimentos que contêm gordura saturada, como ovo, carnes, miúdos, camarão e lagosta. Os miúdos devem ser consumidos no máximo uma vez por semana, já os camarões e as lagostas no máximo três. Se consumirmos até três ovos por semana, teremos benefícios, pois eles têm grande valor nutricional, contando também com vitamina E e substâncias antioxidantes.

O valor normal do índice de colesterol em indivíduos adultos é de até 200 miligramas por decilitro. O LDL, fração ruim, é aceitável até 120 miligramas por decilitro. O HDL, fração boa, deve ser maior que 40 no homem e 50 na mulher. Além de dieta e atividade física, as estatinas, substâncias que inibem a produção do colesterol ruim, estão sendo empregadas de forma terapêutica. Para o grupo especial dos diabéticos, é indicado manter o LDL menor que 100 miligramas por decilitro.

Combatendo a depressão

A dieta dissociada fornece carboidrato como fonte de energia durante um período do dia, preservando um bom nível de triptofano. O triptofano é a matéria-prima da serotonina (neutransmissor que modula a estabilidade do humor). Estudos apontam que apenas 40 gramas de carboidratos já são suficientes para afastar a depressão.

As verduras de cor verde-escura, como espinafre, brócolis e rúcula, contêm, além do ferro, o acido fólico, conhecido antidepressivo natural. Outras verduras, como alface, atuam como calmante devido a duas substâncias presentes no talo (lactucina e lactupicrina). Já os frutos do mar, peixes e castanhas são uma boa fonte de selênio e zinco. Esses minerais são importantes para a atividade cerebral, combatendo a depressão.

Condimentos e afins

Além de dar vida aos pratos, muitos condimentos são benéficos para o organismo. Aqui segue uma breve explicação sobre alguns condimentos e suas aplicações.

❀ Alho: um grande curinga na cozinha, pois realça o sabor dos alimentos. É de ação anti-hipertensiva e calmante.

❀ Coentro e louro: antioxidantes.

❀ Manjericão: faz um par perfeito com o tomate. Combina com massas, pizzas, molhos com azeite e carnes. Bom para problemas digestivos.

❀ Ervas finas: compostas por salsa, estragão, orégano, alecrim, tomilho, sálvia, manjericão etc.

Culto à magreza

Infelizmente, nascemos em um período em que a beleza está associada à magreza. Nos anos 1920, por exemplo, chique era estar acima do peso, pois demonstrava que o indivíduo tinha bom *status* social. Atualmente, os principais artistas são magros, confirmando esse período de "pele e osso".

Gostaria de falar um pouco sobre roupas. É claro que elas não emagrecem; porém, não devem fazer você parecer mais pesado. Basicamente, as cores escuras absorvem mais luz, deixando de mostrar os indesejados pneuzinhos. Evite a todo custo usar roupas apertadas, pois elas só realçam as piores curvas. Listas horizontais, golas (a olímpica, por exemplo), barras nas calças e calças muito curtas são só para modelos, ok? Pode parecer cruel, mas é verdade! E pior ainda é usar roupas inadequadas à idade. Mulheres tendem a querer aparentar menos idade, porém roupas de garotinhas só confirmam os muitos aniversários.

Diabetes

Basicamente, existem dois tipos de diabetes: 1 e 2. O tipo 1 acomete mais crianças e adolescentes. O tipo 2, mais prevalente, acomete principalmente obesos com mais de 30 anos, devido à resistência periférica à ação da insulina.

Diet ou light

Diet é a denominação de produtos sem adição de açúcar (ideais para diabéticos e obesos), de sal (adequados a hipertensos, por conterem sal *diet*) ou de gordura.

O termo *light* deveria ser utilizado para produtos que sofreram uma redução de no mínimo 25% do total calórico, quando comparado com o original – seja em açúcar, gordura, sódio, proteínas ou aminoácidos.

Formas suplementares de alimentação

Os suplementos alimentares são preparados industrializados caros que visam substituir, de maneira simples, as refeições. O problema desses preparados é que eles podem ser desbalanceados, devendo ser consumidos em pequenas quantidades. Logo, se você ingeri-los junto com alimentos, engordará.

Há vários tipos à venda no mercado, como líquidos, *shakes* e tabletes.

Genética e obesidade

Existem determinantes poligênicos em cada indivíduo que o predispõem à obesidade e se manifestam em diversas fases da vida. Alguns genes induzem uma capacidade maior de produzir gordura e/ou menor de queimá-la. Em alguns obesos mórbidos, foram detectadas mutações em genes que provocaram resposta defeituosa às substâncias adrenérgicas que controlam a queima de gordura.

Os estudos iniciais usaram gêmeos idênticos que, criados separadamente, mantinham pesos semelhantes.

Uma das enzimas mais estudadas é a lípase lipoproteica, que se encontra no tecido adiposo. O gene mais importante descoberto até agora relacionado com a obesidade está no cromossomo 7, que codifica a síntese de leptina (proteína produzida pelas células do tecido adiposo, que tem ação cerebral de induzir saciedade).

Alguns indivíduos apresentam obesidade associada à resistência insulínica, manifestando acúmulo de tecido adiposo e manchas marrom-escuras nas dobras cutâneas do dedo, cotovelo e nuca, conhecidas como *acantose nigricans*. Essa síndrome é genética. A resistência à insulina associada à obesidade ocorre também na síndrome de ovários policísticos.

Os fatores ambientais, como maior oferta de alimento e diminuição de atividade física, influenciam o ganho de peso do indivíduo, mas a genética o consolida.

Gorduras

A gordura saturada, tanto de origem animal (gordura da carne, pele do frango, nata dos laticínios) como de origem vegetal, provoca aumento do colesterol ruim (LDL e VLDL). Está associada ao depósito de gordura na parede dos vasos, provocando sua obstrução.

Pessoas cuja taxa de triglicérides é alta devem restringir a ingestão de carboidrato (principalmente o simples). Portanto, as bebidas alcoólicas são contra-indicadas.

Gosto × sabor

As pessoas normalmente confundem o significado da palavra "gosto". Gosto é o princípio fundamental: salgado, doce, amargo. O sabor é o conjunto de fatores que compõem o alimento, incluindo paladar, olfato, visão e tato (consistência, textura).

Grau de obesidade

O grau de obesidade e a distribuição da gordura também envolvem fatores genéticos. A obesidade, além dos problemas mencionados anteriormente, tem uma relação maior com a incidência de câncer (mama, intestino grosso, útero, ovário e próstata). Interfere na fertilidade tanto em homens quanto em mulheres. A obesidade mórbida está associada a um distúrbio grave de apnéia de sono (*picwick*), com muito ronco e sensação de sufocamento.

A obesidade, principalmente a andróide, leva ao aumento de gordura no fígado (esteatose hepática). Porém, geralmente com a perda de apenas 10% do peso corporal esse problema é eliminado.

Menopausa e osteoporose

A menopausa é uma insuficiência hormonal causada pela diminuição dos folículos ovarianos, que evolui para o término do ciclo menstrual. Devido à tendência progressiva de perda de massa óssea, é importante manter uma dieta rica em alimentos com cálcio e vitamina D, como o leite e seus derivados.

Para reduzir os sintomas de carência de estrógeno, como fogachos (ondas de calor), labilidade emocional (oscilações de humor) e depressão, deve-se dar ênfase ao consumo de alimentos ricos em substâncias conhecidas como fitoestrógenos (o mais importante é a isoflavona, presente na soja). Manter uma atividade física regular ao longo da vida ajuda a aumentar o depósito de cálcio na massa óssea.

A diminuição significativa da massa óssea ocorre geralmente em mulheres no período de climatério, em especial nas mulheres brancas e sedentárias, causando uma sintomatologia denominada osteoporose.

Minerais

Os minerais são compostos inorgânicos, essenciais em pequenas quantidades. Atuam principalmente na formação dos ossos, do tecido conjuntivo e na comunicação intracelular. Dividem-se didaticamente em dois tipos: macrominerais e oligoelementos.

Os macrominerais são cálcio, fósforo, sódio, potássio, magnésio e cloro.

Os oligoelementos são ferro, cobre, cromo, flúor, iodo, manganês, selênio e zinco.

O ferro é um mineral essencial para combater a anemia. As principais fontes são carne, feijão e verduras de cor escura.

O selênio é importante na prevenção de doenças cardiovasculares; é um excelente antioxidante, cuja fonte principal é a castanha-do-pará.

É bom lembrar que a quantidade de iodo necessária é pequena e fundamental para a formação do hormônio tireoidiano, responsável pelo metabolismo e pela regulação do gasto energético. Por isso o sal de cozinha comercializado no Brasil é acrescido de iodo.

Para os que têm a sorte de morar em regiões do litoral, os peixes e frutos do mar têm quantidade adequada de iodo.

O consumo de iodo em excesso não apresenta nenhum benefício; ao contrário, pode causar má função tireoidiana.

Obesidade × desnutrição

A obesidade é considerada pela OMS uma doença crônica. Já se tornou um problema mundial. No Brasil, há mais obesos que desnutridos. Aproximadamente 40% da população já é ou está se tornando obesa.

Ômega 3

É um óleo poliinsaturado, encontrado em alguns peixes de água marinha e fria, cujo consumo leva ao aumento de HDL, que protege o coração e melhora o sistema imunológico.

As principais fontes são os peixes de água fria, em especial atum, salmão, bacalhau e sardinha. A sardinha em lata, espécie presente na costa sul brasileira, consumida há muitas décadas no Brasil, agora, felizmente, conta com a versão *light*, sem acréscimo de óleo.

O ômega 3 pode ser encontrado em quantidade menor em sementes de girassol, abóbora e linhaça.

Períodos de incidência da obesidade

A obesidade infantil, mais relacionada com fatores genéticos, representa mais de 30% das obesidades. A chance de a criança obesa se tornar um adulto obeso é de 40%. E, se continuar obesa até a adolescência, aumenta para 70%.

Os períodos em que há maior incidência de obesidade são: puberdade, pós-casamento, cessação de atividade física, pós-gravidez e menopausa.

É interessante lembrar que nós só produzimos células de gordura até a puberdade. Após essa fase, só variamos o tamanho da célula. Uma criança ou adolescente obeso pode ter de duas a três vezes mais células que o normal, número que se mantém estável ao longo da vida. As células podem estar cheias ou vazias. Outras situações que favorecem o ganho de peso são:

- parar de fumar;
- estresse, pois aumenta a quantidade das substâncias que causam grande liberação de insulina, aumentando o aporte de açúcar nas células. Entre essas substâncias, temos o cortisol, que também provoca acúmulo de gordura e de líquidos no organismo;
- medicamentos que induzem ganho de peso, descritos posteriormente;
- doenças endócrinas, como hipotireoidismo e síndrome de Cushing. Representam menos de 5% dos casos de obesidade.

60 Procedimentos cirúrgicos que visam ao emagrecimento

São vários e, como sou clínico, vou citar os principais.

- Colocação de balão no estômago: com a ajuda de um endoscópio, o cirurgião coloca um material plástico (balão) capaz de ser inflado de acordo com o tamanho do estômago do paciente, ocupando certo volume. Com isso, a pessoa sente mais saciedade e tende a comer menos.
- Cirurgia bariátrica: indicada a obesos mórbidos, com IMC maior que 40. As cirurgias podem ser divididas em dois tipos: capella e disabsortiva (ou derivação biliopancreática), conhecida como cirurgia de Scopinaro. O primeiro procedimento reduz o ta-

manho do estômago, restringindo a quantidade de comida e proporcionando menor absorção dos alimentos, uma vez que não passam pela primeira parte do intestino delgado. Já no segundo caso, o paciente pode comer maior quantidade de alimentos. Ele emagrece devido à falta de absorção do intestino delgado, pois o alimento é diretamente desviado para o intestino grosso.

Essas cirurgias exigem muito cuidado após o período pós-operatório. Depois da operação, os pacientes costumam perder de 25 a 40% do peso inicial. Recentemente, com a melhora da técnica cirúrgica, deve-se dar atenção maior ao aspecto psicológico. A maioria das pessoas tem uma visão equivocada da cirurgia, porque a vontade de comer não passa, o que ocorre é uma limitação mecânica. Se a pessoa operada tentar burlar essa limitação, ingerindo alimentos líquidos ou pastosos com alto teor de energia, voltará a engordar!

Relação cintura–quadril

É uma classificação da obesidade de acordo com a distribuição de gordura. É obtida dividindo-se o perímetro (medida completa do círculo) da cintura pelo do quadril. Há dois tipos:

- Distribuição tipo andróide: aspecto "maçã". Comum em homens e em mulheres na fase pós-menopausa. Localizada principalmente no tórax e no abdômen, a gordura visceral está associada com doenças cardiovasculares, diabetes, gota (aumento sintomático de ácido úrico), dislipidemia (aumento de colesterol e de triglicérides) e esteatose hepática (acúmulo de gordura intra-hepático). Torna-se mais perigosa em homens com mais de 100 centímetros de circunferência abdominal e em mulheres com mais de 85 centímetros. Indica um acúmulo excessivo de gordura visceral.

✎ Distribuição tipo ginecóide: aspecto "pêra". Comum em mulheres e em negros, a distribuição é periférica, concentrando-se nas nádegas e coxas. Não está relacionada com doenças cardiovasculares, causa mais problemas ortopédicos, varizes e problemas de pele (erisipela).

Remédios mais usados para a perda de peso

Os anorexígenos têm a propriedade de inibir a ingestão alimentar. São divididos em dois grupos:

- Catecolaminérgicos: são inibidores do apetite que agem reduzindo a fome. Os principais genéricos são Anfepramona, Fenproporex e Mazindol.
- Seratoninérgicos: aumentam a saciedade, diminuindo a ingestão alimentar. Os principais são Fluoxetina e Sibutramina.

Já os termogênicos têm a propriedade de acelerar o metabolismo, ajudando no emagrecimento. Os termogênicos naturais são as cafeínas (encontradas no café, pó de guaraná e ginseng), xanteínas (encontradas principalmente nos chás) e pimentas.

Outras substâncias termogênicas, como efedrina e hormônios tireoidianos, são contra-indicadas para o emagrecimento. A efedrina é muito encontrada em energéticos de academia. Ela estimula a produção de adrenalina, ajudando na queima de gordura, mas como efeito colateral provoca arritmia cardíaca.

Os hormônios tireoidianos são prejudiciais porque induzem o hipertireoidismo, e o emagrecimento ocorre devido à perda acentuada de massa muscular, não de gordura.

Há medicamentos que diminuem a absorção de gordura dos alimentos, como o Orlistat. Os fitoterápicos estão na moda. Estudos recentes indicam que alguns deles têm ação terapêutica, mas ainda não existe consenso na sociedade médica sobre sua eficácia. Podemos citar os principais e suas funções:

- Moderadores de apetite: glucomanan, ágar, garcínia, *Spirulina maxima* e *Hoodia gordonii*.
- Antilipêmicos (diminuem o nível de colesterol): alcachofra, berinjela.
- Anticelulíticos: *Centella asiatica*, *Fucus vesiculosus*, efedra, castanha-da-índia e *Ginkgo biloba*.

Remédios que engordam

Os remédios que engordam são os derivados de corticóides (cortisona), anticoncepcionais (progesteronas), antialérgicos (ciproheptadina) e antidepressivos, especialmente as imipraminas.

Reposição hormonal

A reposição hormonal é muito discutida entre os médicos. Algumas mulheres realmente precisam receber regularmente doses hormonais. É consenso entre especialistas a reposição em mulheres que têm perda óssea significativa. Existem contra-indicações absolutas, como antecedentes pessoais de câncer de mama, insuficiência hepática ou renal grave e tromboembolismo relacionado com tratamento hormonal.

Síndrome metabólica

É um estado de comprometimento da saúde que predispõe a diversas doenças, como diabetes, dislipidemia, coronariopatia e gota. É caracterizada por pelo menos três dos critérios abaixo relacionados:

- Obesidade abdominal: circunferência abdominal maior que 100 centímetros no homem e maior que 85 centímetros na mulher.
- Triglicérides em valores maiores que 150 miligramas por decilitro: seu aumento está relacionado com o consumo excessivo de carboidratos.
- HDL menor que 40 miligramas por decilitro no homem e menor que 50 miligramas por decilitro na mulher. O HDL é o bom colesterol, é o que protege; quanto maior seu valor, melhor.

- Pressão arterial maior que 130 por 85 milímetros de mercúrio.
- Glicemia de jejum maior ou igual a 110 miligramas por decilitro.

Spa

De origem européia, essa sigla significava "saúde pela água". Hoje em dia, representa lugares (centros, clínicas e hotéis) voltados para o bem-estar. Muito utilizados por pessoas que querem emagrecer, oferecem programas de re-educação alimentar, condicionamento físico e alívio de estresse. Interessantes para dar aquele empurrãozinho no regime que não quer sair do papel.

Substâncias que regulam a sensação de fome

A serotonina, presente no sistema nervoso central, mais propriamente no hipotálamo, quando diminuída, aumenta a vontade de comer carboidratos (doces). Isso normalmente ocorre no período pré-menstrual e em dietas pobres em carboidratos.

A leptina, proteína produzida pela célula adiposa, atua no cérebro na mesma região da serotonina, diminuindo a fome. Sua concentração reflete a massa do tecido adiposo.

A colecistoquinina, liberada pelo intestino delgado com a chegada do alimento, sinaliza no sistema nervoso central que a quantidade de comida está adequada. Isso demora mais que 15 minutos. Portanto, não devemos comer com pressa.

A resistina, polipeptídeo secretado pelos adipócitos, causa maior resistência insulínica.

TPM

Um conjunto de sinais e sintomas, conhecido como Tensão Pré-Menstrual, caracteriza o período pré-menstrual. Os principais fatores são irritabilidade, dores variadas, inchaço e sensação de mal-estar generalizado. É associado à diminuição do nível de serotonina, que ocorre devido à variação hormonal antes da menstruação (diminui o estrógeno e aumenta a progesterona).

Assim, é interessante dar atenção especial aos alimentos e substâncias que estão sendo usados. Deve-se diminuir a ingestão de cloreto de sódio (sal) para combater a retenção líquida e seguir uma alimentação rica em carboidratos complexos, que ajudam a manter o nível de serotonina, diminuindo a irritabilidade e a labilidade emocional do período. É importante dar ênfase a alimentos que são fontes de vitamina B6 (peixes, aveia, castanha-do-pará, por exemplo), que diminuem a dor e a sensibilidade da mama. O magnésio (presente em grãos, principalmente soja, semente de abóbora, lentilha, e em frutas, como a manga) ajuda a regular a taxa de estrógeno. O consumo de laticínios magros, ricos em cálcio e vitamina D, combate o cansaço e a fadiga do período.

Manter uma atividade física regular e consumir substâncias ricas em cafeína (café, chá e pó de guaraná) são práticas que aumentam o nível das endorfinas.

Transtornos alimentares

Os transtornos alimentares são caracterizados por severas perturbações no comportamento alimentar. Os três principais tipos são:

- Compulsão alimentar: transtorno freqüente que consiste na falta de controle para parar de comer, conhecido como o famoso "ataque à geladeira". Costuma ser noturno, principalmente nos dias em que o indivíduo volta para casa após um período estressante de atividades. Essa compulsão não está associada com os comportamentos compensatórios.

- Anorexia: caracterizada pela recusa em manter o peso corporal em uma faixa normal mínima, é um transtorno que ocorre principalmente em mulheres na fase da adolescência.

- Bulimia: transtorno caracterizado por episódios repetidos de compulsão alimentar, seguidos de comportamentos compensatórios inadequados, como vômitos auto-induzidos; uso inadequado de laxantes, diuréticos e outros medicamentos; jejuns ou exercícios excessivos.

Tanto a anorexia quanto a bulimia apresentam perturbação na percepção da forma e do peso corporal. Indivíduos acometidos por tais transtornos nunca se sentem suficientemente magros.

É importante ressaltar que essas doenças podem se manifestar juntas. Infelizmente, ambas estão ocorrendo cada vez mais cedo, provavelmente devido ao fato de o culto à magreza estar tão presente na mídia. O quadro de anorexia, em especial, quando estabelecido, é grave, com incidência de quase 10% de mortalidade.

Tratamentos estéticos e terapias corporais

Entre os tratamentos estéticos e as terapias corporais mais procurados, estão:

- Drenagem linfática: técnica de massagem usada com o objetivo de diminuir a retenção de líquido e a celulite em algumas partes do corpo, por meio da melhora da circulação sanguínea e linfática.
- Terapias antiestresse, por exemplo, massagens orientais realizadas com óleos essenciais, baseadas na teoria da medicina chinesa, com o objetivo de relaxar.
- Pilates: exercícios que utilizam o corpo inteiro e não somente uma parte dele. Sua prática alonga e define os músculos, melhora a postura, relaxa e alivia dores na coluna.
- Acupuntura: terapia baseada na medicina tradicional chinesa, que busca bom funcionamento do corpo humano, utilizando, para isso, agulhas em pontos específicos do corpo.
- Reiki: terapia tibetana que procura promover a capacitação e a transmissão da energia vital do universo pelas mãos. Além disso, ativa o sistema imunológico e proporciona equilíbrio físico, mental, espiritual e emocional.
- Shiatsu: técnica de pressão manual nos pontos energéticos do corpo, promovendo equilíbrio e bem-estar.
- Terapias de pedras quentes: realizadas com pedras aquecidas que deslizam sobre o corpo estimulando a circulação, recuperando a energia e a harmonia do corpo.
- Banhos de hidromassagem e ofurô.
- Terapias com ultra-som e infravermelho.
- Mesoterapia: método discutível que se baseia na aplicação de enzimas com o intuito de diminuir a gordura localizada.

Três grandes mentirosos

Os alcoólatras praticamente não bebem, só socialmente. Mas é claro que o fazem diariamente. Os tabagistas sempre fumam apenas uns cinco cigarros por dia. Mas, estranhamente, todos os dias, compram pelo menos um maço. Os obesos sempre acham que comem menos do que realmente comem.

Vegetarianos

A alimentação vegetariana (que exclui a carne da dieta alimentar) tem um lado saudável, pois tem pouca gordura saturada, é rica em fibras e geralmente menos calórica. Já a dieta vegetariana restrita, marcada também pela ausência de ovo e de leite (e todos os seus derivados), leva à carência de aminoácidos de alto valor biológico (aminoácidos essenciais), de vitamina B12 e zinco. Aminoácidos essenciais são aqueles que o organismo não produz, sendo encontrados em quantidade suficiente apenas em alimentos de origem animal. A lisina é um deles e sua falta provoca queda de cabelo.

A carência de ferro e de vitamina B12, induzida pela dieta, pode provocar anemia (megaloblástica ou ferropriva) e neuropatia progressiva. As principais fontes vegetais de ferro, como feijão, espinafre e brócolis, além da reduzida quantidade de ferro mineral (em comparação com as carnes), têm aproveitamento cerca de oito vezes menor no organismo.

Não se deve deixar de consumir ovos e laticínios. Consumindo-os diariamente, o indivíduo terá um estilo de vida realmente saudável, sem carência de nenhum aminoácido essencial ou de vitaminas.

Vitaminas

São elementos essenciais para a vida. Basicamente, existem dois tipos. O primeiro são as lipossolúveis, que têm armazenamento na gordura corpórea e no fígado e são mais duradouras. O segundo são as hidrossolúveis, que estão dissolvidas no líquido corpóreo e não são estocadas no organismo, por isso o ideal é consumir regularmente alimentos que as contenham.

As vitaminas lipossolúveis (A, D, E e K) são mais bem absorvidas durante as refeições, e as hidrossolúveis (C e complexo B) nos intervalos.

Conheça algumas curiosidades sobre as vitaminas:

- A vitamina C (conhecida também como ácido ascórbico) aumenta a absorção de ferro e mantém o colágeno. Curiosamente, só as cobaias, os macacos e os homens não são capazes de sintetizá-la. Note-se, porém, que as frutas, verduras e legumes ricos em vitamina C devem sempre ser ingeridos crus, pois o calor a destrói rapidamente. As principais fontes são: frutas cítricas, melão, tomate e pimentão.

- A vitamina A é sintetizada no fígado pelo betacaroteno, substância responsável pela tonalidade alaranjada característica de certos alimentos. As principais fontes são: mamão, damasco, cenoura e abóbora.

- A vitamina E (tocoferol) protege o sistema cardiovascular (diminui o LDL) e melhora os sintomas da tensão pré-menstrual, bem como o desempenho sexual. As principais fontes são: castanhas (principalmente a castanha-do-pará e nozes), germe de trigo, vegetais de cor verde-escura, leite e gema de ovo. As vitaminas A, C e E são importantes antioxidantes.

- A vitamina D é fundamental para a formação óssea, ajudando a absorver o cálcio. Mas sua forma ativa necessita da ação da luz solar. As principais fontes são: leite e derivados, peixes, gema de ovo e fígado.
- A vitamina K é essencial para a coagulação sanguínea. As principais fontes são: vegetais de cor verde-escura, tomate e laticínios.
- O complexo B é um conjunto de vitaminas hidrossolúveis. As principais são:

- B1 (tiamina): tem importante função cardiovascular e atua no metabolismo de carboidratos.
- B2 (riboflavina): atua no processo de energia das células. Exerce importante função antioxidante.
- B6 (piridoxina): ajuda na conversão do triptofano em serotonina e no controle do diabetes, além de diminuir os sintomas da TPM.
- B9 (ácido fólico): combate a anemia e é importante para o desenvolvimento fetal.
- B12 (cobalamina): previne alguns tipos de anemia e está relacionada com o crescimento.

As principais fontes de vitamina B são: carnes, leite, vegetais de cor escura, grãos e cereais integrais.

Nenhum composto é capaz de substituir uma dieta balanceada ou compensar uma dieta inadequada. É simples manter uma nutrição saudável: basta consumir alimentos ricos em nutrientes, ou seja, frutas, verduras, legumes e grãos.

X
CARDÁPIOS E RECEITAS DISSOCIADAS

Agora que você já entendeu como a dieta funciona, tirou suas maiores dúvidas e adquiriu conceitos novos e atualizados, está na hora de saborear boas receitas, gentilmente cedidas pelo Spa Fazenda Igaratá. Este capítulo traz ótimas idéias de preparação de alimentos com carboidratos e proteínas, além de molhos, sopas e dicas interessantes.

CARBOIDRATOS

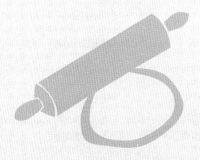

Pratos principais

ARROZ À GREGA
ARROZ INTEGRAL
ARROZ INTEGRAL COM BRÓCOLIS
CANELONE DE LEGUMES
CREPE OU PANQUECA DE LEGUMES
FEIJOADA VEGETARIANA
LASANHA DE LEGUMES
NHOQUE DE ABÓBORA
NHOQUE DE BATATA
NHOQUE DE MANDIOQUINHA
PIZZA VEGETARIANA
TORTA DE LEGUMES

Sobremesas

BANANADA
BOLO DE ANIVERSÁRIO
BOLO DE CENOURA
BOLO DE CHOCOLATE
BOLO DE FUBÁ
BOLO DELÍCIA DE COCO

Pratos principais

ARROZ À GREGA

Ingredientes	Medida caseira	Peso (g)
Arroz branco	1 xícara de chá	100
Cenoura em cubos pequenos	½ unidade	75
Vagem cortada	5 unidades	80
Milho verde	2 colheres de sopa	48
Salsinha picada	1 colher de sopa	2
Cebolinha picada	1 colher de sopa	2
Cebola ralada	1 unidade pequena	30
Alho	2 dentes	6
Azeite extravirgem	1 colher de sopa	8
Sal *light*	A gosto	-

Modo de preparo

Em uma panela com 2 copos de água, cozinhe o arroz, a cenoura, a cebola e o alho. Tempere com o sal. Em seguida, acrescente a vagem, o milho e o azeite. Quando a água secar, adicione a salsinha e sirva.

Rendimento	Número de porções	Calorias por porção
400 g	8	120

ARROZ INTEGRAL

Ingredientes	Medida caseira	Peso (g)
Arroz integral	1 xícara de chá	100
Cebola picada	1 unidade pequena	30
Vinagre	1 colher de sopa	8
Sal *light*	A gosto	–

Modo de preparo

Em uma panela com 3 copos de água, coloque o vinagre, a cebola e o arroz. Acrescente o sal. Quando o arroz estiver quase seco, mexa e desligue o fogo.

Dica: depois de desligar o fogo, mantenha a panela tampada por 10 minutos antes de servir.

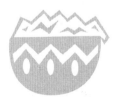

Rendimento	Número de porções	Calorias por porção
300 g	6	60

ARROZ INTEGRAL COM BRÓCOLIS

Ingredientes	Medida caseira	Peso (g)
Arroz integral	1 xícara de chá	100
Cebola picada	1 unidade pequena	30
Vinagre	1 colher de sopa	8
Brócolis	1 maço cortado em buquês pequenos	100
Sal *light*	A gosto	–

Modo de preparo

Coloque o arroz, a cebola e o vinagre para cozinhar em uma panela com 3 copos de água e sal. Quando o arroz estiver quase seco, acrescente os ramos de brócolis, mexa e desligue o fogo.

Dica: depois de desligar o fogo, mantenha a panela tampada por 10 minutos antes de servir.

Rendimento	Número de porções	Calorias por porção
400 g	8	84

CANELONE DE LEGUMES

Ingredientes	Medida caseira	Peso (g)
Canelone	1 pacote	500
Cenoura	1 unidade	150
Mandioquinha	1 unidade	100
Berinjela	1 unidade	100
Alho picado	3 dentes	8
Sal *light*	A gosto	–

Modo de preparo

Corte os legumes em tirinhas. Coloque-os em uma panela com um pouco de água e o alho e sal light a gosto - deixe cozinhar.
Em seguida, escorra a água e espere esfriar.
Recheie as fatias de canelone e enrole como um rocambole.
Cubra a massa com molho de tomate fresco e sirva.

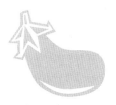

Rendimento	Número de porções	Calorias por porção
800 g	10	107

CREPE OU PANQUECA DE LEGUMES

Ingredientes	Medida caseira	Peso
Massa		
Farinha de trigo peneirada	5 colheres de sopa cheias	100 g
Farinha de soja peneirada	3 colheres de sopa rasas	50 g
Água	1 copo	250 ml
Sal *light*	A gosto	-
Recheio		
Espinafre refogado	3 colheres de sopa cheias	75 g
Palmito picado	3 colheres de sopa cheias	45 g

Modo de preparo

Massa

Bata todos os ingredientes no liquidificador.
Se desejar, coloque gergelim na massa para enfeitar.
Despeje 2 colheres de sopa da massa de cada vez
em uma frigideira rasa antiaderente, deixe
dourar e vire. Reserve.

Recheio

Cozinhe os legumes no vapor com alho e sal
por 20 minutos.

Montagem

Recheie as panquecas com os legumes cozidos.
Dica: sirva com molho de tomate fresco.

Rendimento	Número de porções	Calorias por porção
520 g	12	100

FEIJOADA VEGETARIANA

Ingredientes	Medida caseira	Peso (g)
Feijão-preto	½ saco	500
Pimentão colorido em rodelas	½ unidade	45
Alho	5 dentes	12
Soja texturizada	1 xícara de chá	62
Shiitake	1 xícara de chá	100

Modo de preparo

Numa panela de pressão com água, cozinhe o feijão normalmente. Em outra panela, refogue o alho e o pimentão em fogo brando. Quando o pimentão estiver crocante, adicione o feijão já cozido, a soja e o *shiitake*. Deixe ferver por 5 minutos. Sirva com arroz integral e couve.

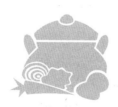

Rendimento	Número de porções	Calorias por porção
1500 g	25	25

LASANHA DE LEGUMES

Ingredientes	Medida caseira	Peso (g)
Recheio		
Abobrinha ralada, cozida no vapor	1 escumadeira cheia	90
Cenoura ralada, cozida no vapor	1 escumadeira cheia	108
Molho		
Tomate sem pele picado	3 kg	3000
Cebola picada	2 unidades	140
Azeite extravirgem	2 colheres de sopa	16
Manjericão fresco	½ maço	–
Massa		
Massa para lasanha de sua preferência	1 pacote	500

Modo de preparo

Molho

Refogue a cebola com o azeite e acrescente os tomates e o manjericão. Deixe reduzir pela metade. Bata no liquidificador. Reserve.

Recheio

Refogue os legumes já ralados e reserve.

Montagem

Intercale camadas de massa, molho e recheio até completar a forma.

Cubra com papel-alumínio.

Leve ao forno por aproximadamente 30 a 40 minutos.

Rendimento	Número de porções	Calorias por porção
2270 g	25	75

NHOQUE DE ABÓBORA

Ingredientes	Medida caseira	Peso
Abóbora cabotia cortada	1 unidade	2200 g
Farinha de trigo	½ saco	500 g
Margarina *light*	2 colheres de sopa	64 g
Água	1 xícara de chá	200 ml
Sal *light*	A gosto	–

Modo de preparo

Coloque a abóbora em uma panela com água para cozinhar. Após o cozimento, escorra a água, amasse a abóbora com a margarina, a água, o sal e, por último, a farinha de trigo até a massa ficar homogênea. Com a nhoqueira, faça bolinhas e cozinhe-as em água fervente. Quando elas subirem à superfície, estão no ponto. Cubra com molho de tomate e sirva.

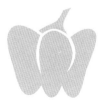

Rendimento	Número de porções	Calorias por porção
2500 g	20	90

NHOQUE DE BATATA

Ingredientes	Medida caseira	Peso
Batata cortada	1 kg	1000 g
Farinha de trigo	½ saco	500 g
Margarina *light*	2 colheres de sopa	64 g
Água	1 xícara de chá	200 ml
Sal *light*	A gosto	–

Modo de preparo

Coloque a batata em uma panela com água para cozinhar. Após o cozimento, escorra a água, amasse a batata com a margarina, a água, o sal e, por último, a farinha de trigo até a massa ficar homogênea. Com a nhoqueira, faça bolinhas e cozinhe-as em água fervente. Quando elas subirem à superfície, estão no ponto. Cubra com molho de tomate e sirva.

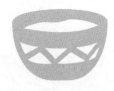

Rendimento	Número de porções	Calorias por porção
2000 g	25	105

NHOQUE DE MANDIOQUINHA

Ingredientes	Medida caseira	Peso
Mandioquinha cortada	1 kg	1000 g
Farinha de trigo	½ saco	500 g
Margarina *light*	2 colheres de sopa	64 g
Água	1 xícara de chá	200 ml
Sal *light*	A gosto	–

Modo de preparo

Coloque a mandioquinha em uma panela com água para cozinhar. Após o cozimento, escorra a água e amasse a mandioquinha com a margarina, a água, o sal e, por último, a farinha de trigo até a massa ficar homogênea. Com a nhoqueira, faça bolinhas e cozinhe-as em água fervente. Quando elas subirem à superfície, estão no ponto. Cubra com molho de tomate e sirva.

85

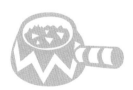

Rendimento	Número de porções	Calorias por porção
2000 g	26	120

PIZZA VEGETARIANA

Ingredientes	Medida caseira	Peso (g)
Minidiscos de pizza	4 unidades	600
Molho de tomate fresco	8 colheres de sopa	160
Palmito picado	8 colheres de sopa	120
Cenoura ralada	½ unidade	75
Sal *light*	1 pitada	2

Modo de preparo

Espalhe 2 colheres de sopa de molho de tomate sobre cada disco de pizza.
Cubra cada disco com 2 colheres de sopa de palmito.
Em seguida, adicione a cenoura, asse e sirva.

Dica: se adicionar orégano, sua pizza ficará ainda mais gostosa!

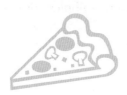

Rendimento	Número de porções	Calorias por porção
800 g	4	156

TORTA DE LEGUMES

Ingredientes	Medida caseira	Peso (g)
Massa		
Leite desnatado	1 xícara de chá	165
Azeite extravirgem	½ xícara de chá	32
Farinha de trigo	8 colheres de sopa	160
Fermento em pó	1 colher de sopa	10
Sal *light*	1 pitada	4
Recheio		
Abobrinha ralada e refogada	1 escumadeira cheia	90
Cenoura ralada e refogada	1 escumadeira cheia	108
Milho	½ lata	100
Espinafre refogada	3 colheres de sopa cheias	75
Cebola ralada e refogada	1 unidade	70
Ervilha	½ lata	100

Modo de preparo
Bata os ingredientes da massa no liquidificador. Unte a forma e despeje metade da massa. Coloque o recheio (já misturado) e cubra com o restante da massa. Asse por 30 minutos ou até dourar em forno preaquecido a 180°.

Dica: quanto mais bater a massa no liquidificador, mais fofa ela ficará.

Rendimento	Número de porções	Calorias por porção
800 g	12	101

Sobremesas

A primeira opção de carboidrato como sobremesa é a salada de frutas. Basta adicionar frutas picadas de sua preferência em um copo vazio e cobrir com suco de laranja sem açúcar ou refrigerante de guaraná diet.

BANANADA

Ingredientes	Medida caseira	Peso (g)
Banana-nanica em rodelas	4 unidades	280
Adoçante em pó para forno e fogão	1 colher de sopa	10
Suco de limão	1 colher de sopa	6

Modo de preparo

Em uma panela, coloque a banana, o suco de limão e o adoçante. Leve ao fogo mexendo sem parar com uma colher de pau, até obter uma consistência cremosa. Leve à geladeira para endurecer por aproximadamente uma hora. Sirva.
Dica: o suco de limão impede que a banana escureça.

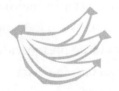

Rendimento	Número de porções	Calorias por porção
280 g	4	29

BOLO DE ANIVERSÁRIO

Ingredientes	Medida caseira	Peso
Farinha de trigo	3 xícaras de chá	600 g
Fermento em pó	2 colheres de sopa	20 g
Óleo de canola	½ xícara de chá	32 g
Iogurte de soja	1 xícara de chá	120 ml
Leite de soja *light*	1 xícara de chá	120 ml
Achocolatado *light*	2 colheres de sopa	30 g
Essência de baunilha	1 colher de chá	2 g
Adoçante em pó para forno e fogão	1 xícara de chá	80 g

Modo de preparo

Bata o óleo, o adoçante, o iogurte e a baunilha até formar um creme homogêneo. Junte o leite, o iogurte e o achocolatado. Peneire o fermento e a farinha sobre a mistura. Bata tudo por um minuto com uma colher de pau. Despeje numa forma untada e leve ao forno por 25 minutos. Verifique se o centro está seco. Se ainda não estiver, deixe no forno por mais alguns minutos.

Rendimento	Número de porções	Calorias por porção
880 g	20	89

BOLO DE CENOURA

Ingredientes	Medida caseira	Peso (g)
Cenoura	3 unidades grandes	320
Clara em neve	4 unidades	160
Óleo de canola	½ xícara de chá	24
Adoçante em pó para forno e fogão	2 xícaras de chá	60
Farinha de trigo	2 e ½ xícaras de chá	500
Fermento em pó	1 colher de sopa	10
Água	1 xícara de chá	–

Modo de preparo

Bata a cenoura, o óleo e 1 xícara de chá de água no liquidificador. Acrescente os demais ingredientes. Em uma forma untada, despeje a mistura e leve ao forno preaquecido por aproximadamente 30 minutos.

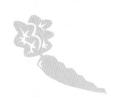

Rendimento	Número de porções	Calorias por porção
800 g	20	86

BOLO DE CHOCOLATE

Ingredientes	Medida caseira	Peso (g)
Farinha de trigo	4 xícaras de chá	800
Clara em neve	3 unidades	120
Fermento em pó	1 colher de sopa	10
Margarina *light*	2 colheres de sopa	64
Achocolatado *light*	1 xícara de chá	58
Água quente para dar o ponto	–	–

Modo de preparo

Misture a margarina e o achocolatado até formar uma massa homogênea. Acrescente a farinha e a água. Em seguida, adicione as claras em neve e misture bem. Acrescente o fermento e leve em forno preaquecido por aproximadamente 30 minutos em forma untada.

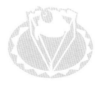

Rendimento	Número de porções	Calorias por porção
1000 g	20	96

BOLO DE FUBÁ

Ingredientes	Medida caseira	Peso (g)
Farinha de trigo	1 xícara de chá	200
Fubá amarelo	1 xícara de chá	180
Fermento em pó	1 colher de sopa	10
Leite de soja	2 colheres de sopa	18
Óleo de canola	3 colheres de sopa	24
Adoçante em pó para forno e fogão	½ xícara de chá	80
Erva-doce moída	1 colher de sopa	8
Água para dar o ponto	–	–

Modo de preparo

Peneire a farinha, o fubá e o fermento. Junte o adoçante, o leite, o óleo, a água e a erva-doce. Misture bem. Despeje a massa em uma forma untada e leve ao forno preaquecido por aproximadamente 30 minutos.

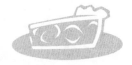

Rendimento	Número de porções	Calorias por porção
500 g	20	56

BOLO DELÍCIA DE COCO

Ingredientes	Medida caseira	Peso
Farinha de trigo	2 xícaras de chá	400 g
Adoçante em pó para forno e fogão	1 xícara de chá	100 g
Margarina *light*	3 colheres de sopa	96 g
Leite de coco *light*	1 vidro	400 ml
Essência de baunilha	½ colher de chá	3 g
Casca de limão ralada	1 colher de sopa	3 g
Suco de limão	1 colher de sopa	4 g
Fermento em pó	1 colher de sopa	10 g
Coco ralado desidratado	½ xícara de chá	25 g

Modo de preparo

Numa tigela, bata a margarina e o adoçante até formar um creme. Junte a farinha e o leite de coco, aos poucos, alternando os dois. Adicione a baunilha, o suco e a casca de limão e, por último, o fermento. Despeje em uma forma untada e leve ao forno quente. Asse o bolo por cerca de 25 minutos.

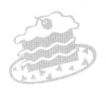

Rendimento	Número de porções	Calorias por porção
700 g	20	67

PROTEÍNAS

Pratos principais

ALMÔNDEGAS ASSADAS
ALMÔNDEGAS DE ATUM
BIFE ACEBOLADO
BIFE CAMPESTRE
CAÇÃO AO FORNO COM ALECRIM
CAÇÃO DE PANELA
ESPETO ÁRABE
ESTROGONOFE DE CARNE
ESTROGONOFE DE FRANGO
FILÉ DE FRANGO AO ALHO-PORÓ
FILÉ DE FRANGO AO MARACUJÁ
FRANGO COM ALCAPARRAS
FRANGO CREMOSO
FRICASSÊ DE FRANGO
PICADINHO SABOROSO
QUIBE ASSADO
TIRINHAS DE ALCATRA AO *CURRY*

Sobremesas

CREME *CAPPUCCINO*
CREME DE CASTANHA PORTUGUESA
MUSSE DE AMEIXA-PRETA
MUSSE DE CHOCOLATE
MUSSE DE GOIABA
MUSSE DE GOIABA II
MUSSE DE LIMÃO
MUSSE DE MAMÃO
MUSSE DE MANGA
MUSSE DE UVA
PUDIM DE LEITE E CHOCOLATE

Pratos principais

ALMÔNDEGAS ASSADAS

Ingredientes	Medida caseira	Peso (g)
Carne moída	1 kg	1000
Alho picado	1 colher de sopa	6
Cebolinha picada	1 colher de sopa	2
Salsa picada	1 colher de sopa	2
Cebola ralada	2 unidades	140
Manjericão picado	1 colher de sopa	2
Tomate picado	2 unidades	150
Ovo	1 unidade	82
Sal *light*	A gosto	–

Modo de preparo

Misture os ingredientes, modele as almôndegas e coloque-as para assar em forno preaquecido a 180° por aproximadamente 30 minutos.

Rendimento	Número de porções	Calorias por porção
880 g	14	150

ALMÔNDEGAS DE ATUM

Ingredientes	Medida caseira	Peso (g)
Massa		
Atum natural *light* escorrido	2 latas	260
Cebola ralada	1 unidade	70
Alho amassado	2 dentes	6
Clara	1 unidade	26
Cheiro-verde	1 colher de sopa	2
Ricota	2 colheres de sopa	36
Sal *light*	A gosto	–
Para empanar		
Clara	1 unidade	26
Farinha de rosca	1 xícara de chá	120

Modo de preparo

Em um recipiente, coloque o atum, a cebola, o alho, a clara, o cheiro-verde, o sal e a ricota, misturando bem. Modele as almôndegas e empane-as, passando pela clara e pela farinha de rosca. Acomode-as em uma forma antiaderente e leve ao forno preaquecido a 180° por aproximadamente 20 minutos.

Dica: sirva com molho de iogurte com hortelã.

Rendimento	Número de porções	Calorias por porção
520 g	8	110

BIFE ACEBOLADO

Ingredientes	Medida caseira	Peso
Alcatra em bifes	1 kg	1000
Óleo de canola	3 colheres de sopa	24 g
Cebola em rodelas	3 unidades médias	225 g
Alho picado	2 dentes	6 g
Orégano	½ colher de chá	1 g
Caldo de carne em pó	1 envelope	9,5 g
Salsinha picada	1 colher de sopa	2 g
Água	1 xícara de chá	120 ml
Sal *light*	1 pitada	2 g

Modo de preparo

Tempere os bifes com sal, grelhe-os e mantenha-os aquecidos. Em uma panela antiaderente, aqueça o óleo e acrescente a cebola, o alho e o orégano. Quando a cebola estiver ligeiramente dourada, adicione o caldo de carne já dissolvido na água à preparação. Tampe a panela e deixe apurar por 10 minutos. Espalhe o molho sobre os bifes e salpique a salsinha picada.

Rendimento	Número de porções	Calorias por porção
1200 g	12	184

BIFE CAMPESTRE

Ingredientes	Medida caseira	Peso
Alcatra	8 bifes médios	600 g
Margarina *light*	1 colher de sopa	32 g
Cebola em rodelas	1 unidade média	75 g
Salsa lavada	2 maços	32 g
Cenoura raspada	1 unidade média	120 g
Champignon fatiado	2 colheres de sopa	18 g
Água fervente	1 xícara de café	60 ml
Sal *light*	A gosto	–
Pimenta	A gosto	-
Óleo de canola	1 colher de sopa	8 g

Modo de preparo

Tempere a carne com o sal e a pimenta. Deixe-a marinar por 10 minutos. Em uma panela antiaderente, frite em óleo bem quente os bifes por 2 ou 3 minutos de cada lado e reserve-os. Acrescente a margarina ao óleo da panela. Adicione a cebola e mexa até dourar. Junte a salsa, a cenoura e a água. Tampe e cozinhe em fogo médio por 10 minutos. Coe o molho e coloque-o em outra panela. Adicione o *champignon*. Espalhe o molho sobre os bifes.

Rendimento	Número de porções	Calorias por porção
880 g	8	160

CAÇÃO AO FORNO COM ALECRIM

Ingredientes	Medida caseira	Peso
Cação	5 postas	500 g
Suco de limão	2 colheres de sopa	12 ml
Alecrim picado	1 colher de sopa	4 g
Óleo de canola	1 colher de sopa	8 g
Cebola em anéis	1 unidade média	75 g
Tempero para peixe em pó	2 envelopes	19 g
Colorau	1 colher de sopa	10 g
Tomate em fatias	2 unidades médias	160 g
Pimentão em fatias	1 unidade média	55 g
Sal *light*	1 colher de café	2 g
Vinho branco	1 taça	150 ml

Modo de preparo

Em um recipiente, tempere as postas de cação com o sal, o suco de limão, o tempero para peixe e o alecrim. Regue-as com o vinho. Reserve. Em uma panela, aqueça o óleo e acrescente o colorau, mexendo bem. Junte a cebola e deixe cozinhar até que ela fique transparente. Adicione os tomates e o pimentão. Espalhe o molho sobre o peixe. Cubra com papel-alumínio e leve ao forno preaquecido a 180°C por 30 a 35 minutos.

Rendimento	Número de porções	Calorias por porção
550 g	5	130

CAÇÃO DE PANELA

Ingredientes	Medida caseira	Peso
Cação	6 postas	600 g
Suco de limão	2 colheres de sopa	12 ml
Alho	2 dentes	6 g
Óleo de canola	1 colher de sopa	8 g
Cebola em pétalas	1 unidade média	75 g
Tempero para peixe em pó	1 envelope	9,5 g
Açafrão em pó	1 colher de café	2 g
Brócolis em buquês	200 g	200 g
Sal *light*	1 colher de café	2 g

Modo de preparo

Em um recipiente, tempere as postas de cação com suco de limão, alho e sal. Reserve por 30 minutos. Em uma panela, aqueça o óleo e refogue a cebola até ficar transparente. Junte o peixe, o tempero e o açafrão. Depois de 2 minutos, junte o brócolis e cozinhe em panela tampada em fogo brando por 10 minutos. Acerte o sal se necessário.

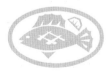

Rendimento	Número de porções	Calorias por porção
660 g	6	131

ESPETO ÁRABE

Ingredientes	Medida caseira	Peso (g)
Carne magra	350 g	350
Cebola	1 unidade pequena	30
Alho	1 dente	3
Salsinha picada	2 colheres de sopa	3
Hortelã	4 folhas	2
Manjericão fresco	2 folhas	1
Páprica picante em pó	1 colher de café	2
Canela em pó	1 colher de café	2
Sal *light*	1 colher de café	2
Pimentão vermelho	½ unidade	38
Pimentão amarelo	½ unidade	38
Pimentão verde	½ unidade	38

Modo de preparo

Em um processador, coloque a carne, a cebola, o
alho, a salsinha, a hortelã, o manjericão, a páprica,
a canela e o sal.
Bata bem até que a mistura fique homogênea.
Faça 18 bolinhas com a carne e espete-as
em palitos de churrasco, alternando com os
pimentões vermelho, verde e amarelo.
Coloque os espetos em uma assadeira antiaderente
e leve ao forno preaquecido a 180° por
aproximadamente 15 minutos ou até dourar.

Rendimento	Número de porções	Calorias por porção
500 g	5	164

ESTROGONOFE DE CARNE

Ingredientes	Medida caseira	Peso (g)
Carne em cubos	1 kg	1000
Cebola ralada	2 unidades	140
Creme de leite *light*	1 caixinha	200
Leite desnatado	2 copos	480
Molho inglês	3 colheres de sopa	18
Molho de tomate fresco	1 xícara de chá	200
Sal *light*	2 pitadas	4

Modo de preparo

Refogue a carne com a cebola, o sal e o molho inglês. Acrescente o leite, o molho de tomate e, por último, o creme de leite.

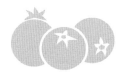

Rendimento	Número de porções	Calorias por porção
2000 g	12	166

ESTROGONOFE DE FRANGO

Ingredientes	Medida caseira	Peso (g)
Frango em cubos	1 kg	1000
Cebola ralada	2 unidades	140
Creme de leite *light*	1 caixinha	200
Leite desnatado	2 copos	480
Molho inglês	3 colheres de sopa	18
Molho de tomate fresco	1 xícara de chá	200
Sal *light*	2 pitadas	4

Modo de preparo
Refogue o frango com a cebola, o sal
e o molho inglês.
Acrescente o leite, o molho de tomate e,
por último, o creme de leite.

Rendimento	Número de porções	Calorias por porção
2000 g	12	157

FILÉ DE FRANGO AO ALHO-PORÓ

Ingredientes	Medida caseira	Peso (g)
Frango	8 filés	600
Margarina *light*	1 colher de sopa	32
Molho de soja *light*	2 colheres de sopa	16
Óleo de canola	2 colheres de sopa	16
Cebola picada	1 unidade pequena	55
Alho-poró fatiado	2 unidades	60
Pimentão vermelho picado	4 colheres de sopa	52
Tomate sem pele e sem semente picado	1 unidade média	100
Pimenta-do-reino branca	1 pitada	2
Sal *light*	1 pitada	2

Modo de preparo

Tempere o frango com o sal e a pimenta. Aqueça a margarina em uma frigideira antiaderente. Doure os filés, derramando o molho de soja aos poucos. Retire-os da frigideira e reserve. Na mesma frigideira, aqueça o óleo e refogue a cebola. Adicione o alho-poró, o pimentão e o tomate. Deixe em fogo médio por 5 minutos e tempere com sal. Espalhe o refogado quente sobre os filés e sirva.

Rendimento	Número de porções	Calorias por porção
720 g	8	150

FILÉ DE FRANGO AO MARACUJÁ

Ingredientes	Medida caseira	Peso (g)
Frango	8 filés	800
Alho amassado	3 dentes	9
Molho de soja *light*	2 colheres de sopa	18
Óleo de canola	1 colher de sopa	8
Adoçante em pó para forno e fogão	1 colher de sopa	8
Mostarda	1 colher de sopa	8
Suco de maracujá concentrado	1 ½ xícara de chá	400
Polpa de maracujá	1 unidade	70
Sal *light*	1 pitada	2

Modo de preparo

Num recipiente, tempere o frango com o
alho, o molho de soja e o sal. Numa frigideira
antiaderente, aqueça o óleo e doure os filés
dos dois lados. Reserve.
Na mesma frigideira, coloque o adoçante e
misture até dourar. Adicione a mostarda, o suco
de maracujá e, em seguida, os filés. Tampe a
frigideira e deixe ferver por 5 minutos. Retire os
filés, ferva o caldo por mais 1 minuto e coloque
o frango novamente.

Rendimento	Número de porções	Calorias por porção
1200 g	8	188

FRANGO COM ALCAPARRAS

Ingredientes	Medida caseira	Peso
Sobrecoxa de frango sem pele e sem gordura	1 kg	1000 g
Alho picado	4 dentes	12 g
Vinagre de vinho	¼ de xícara de chá	100 ml
Louro fresco	2 folhas	1 g
Azeite de oliva	1 colher de sopa	8 g
Cebola ralada	1 unidade média	70 g
Curry	1 colher de chá	6 g
Caldo de galinha em pó	1 envelope	9,5 g
Água fervente	1 xícara de chá	240 ml
Alcaparras	3 colheres de sopa	9 g
Sal *light*	1 pitada	2 g

Modo de preparo

Tempere o frango com o alho, o vinagre, o sal e as folhas de louro. Deixe marinar por, no mínimo, 1 hora. Aqueça o azeite em uma panela e doure os pedaços de frango por igual. Junte a cebola e refogue até ficar bem escura. Acrescente o *curry*, o caldo de galinha e a água fervente à marinada reservada. Cozinhe até o frango amaciar. Acrescente as alcaparras e sirva.

Rendimento	Número de porções	Calorias por porção
1200 g	10	137

FRANGO COM CENOURAS

Ingredientes	Medida caseira	Peso (g)
Peito de frango em cubos	½ kg	500
Caldo de galinha em pó	1 envelope	9,5
Molho de soja *light*	1 colher de sopa	10
Azeite	2 colheres de sopa	16
Cebola cortada em rodelas	1 unidade média	70
Cenoura passada no ralo grosso	1 unidade média	120
Polpa de maracujá	1 xícara de chá	120
Adoçante dietético em pó para forno e fogão	1 colher de sopa	8
Creme de leite *light*	½ xícara de chá	100
Molho inglês	1 colher de chá	6
Salsinha picada	1 colher de sopa	4
Sal *light*	1 pitada	2

Modo de preparo

Tempere o frango com o caldo de galinha e o molho de soja. Unte uma frigideira antiaderente com azeite e doure os cubos de frango. Retire-os e reserve. Na mesma frigideira, refogue a cebola até ficar transparente. Adicione a cenoura e refogue por 2 minutos.
Junte a polpa de maracujá, o adoçante e o sal. Cozinhe por mais 2 minutos. Volte o frango à frigideira. Acrescente o creme de leite e o molho inglês. Salpique salsinha e sirva.

Rendimento	Número de porções	Calorias por porção
800 g	8	153

FRANGO CREMOSO

Ingredientes	Medida caseira	Peso (g)
Sobrecoxa de frango	800 g	800
Caldo de galinha em pó	1 envelope	9,5
Vinagre	1 colher de sopa	9
Margarina *light*	1 colher de sopa	32
Óleo de canola	1 xícara de café	40
Cebola ralada	2 unidades médias	150
Alho	2 dentes	6
Cogumelo em conserva picado	150 g	150
Tomate sem pele picado e batido	6 unidades	500
Molho inglês	1 colher de sopa	9
Mostarda	2 colheres de sopa	15
Leite desnatado em pó	1 colher de sopa	15
Creme de leite *light* caseiro	1 unidade	400
Pimenta-do-reino branca (opcional)	1 pitada	2

Modo de preparo

Para fazer o creme de leite *light*, bata 300 g de ricota em pedaços e 100 ml de leite desnatado no liquidificador por 5 minutos. Em um recipiente, tempere o frango com o caldo de galinha, o alho, a pimenta e o vinagre. Numa panela antiaderente, aqueça a margarina e o óleo, doure os pedaços de frango, junte a cebola e refogue por mais alguns minutos. Acrescente o cogumelo. Adicione o tomate, o molho inglês, a mostarda e o caldo de galinha. Deixe apurar um pouco e junte o creme de leite.

Rendimento	Número de porções	Calorias por porção
1600 g	16	121

FRICASSÊ DE FRANGO

Ingredientes	Medida caseira	Peso (g)
Peito de frango sem gordura cozido e desfiado	3 unidades	600
Óleo de canola	2 colheres de sopa	16
Alho picado	2 dentes	6
Cebola ralada	2 unidades médias	150
Açafrão em pó	1 colher de sopa	9
Palmito picado	1 vidro	250
Creme de leite *light*	1 caixinha	200
Salsinha picada	1 colher de sopa	2
Sal *light*	1 pitada	2

Modo de preparo

Numa panela, aqueça o óleo, doure o alho e refogue a cebola até ficar transparente. Acrescente o açafrão, o frango e o palmito. Deixe refogar em fogo brando por 5 minutos. Tempere com sal, junte o creme de leite e cozinhe até ferver. Desligue o fogo e salpique a salsinha picada.

Rendimento	Número de porções	Calorias por porção
800 g	8	156

PICADINHO SABOROSO

Ingredientes	Medida caseira	Peso (g)
Patinho em pedaços	½ kg	500
Óleo de canola	1 colher de sopa	8
Cebola ralada	1 unidade grande	150
Colorau	1 colher de chá	5
Caldo de carne em pó	1 envelope	9,5
Vagem em pedaços	200 g	200
Abobrinha em pedaços	1 unidade média	200
Pimenta-dedo-de-moça	2 unidades	12
Cheiro-verde	1 colher de sopa	4
Sal *light*	1 pitada	2
Água	Quanto baste	–

Modo de preparo

Numa panela, aqueça o óleo e refogue a carne até secar. Adicione a cebola, o colorau, a pimenta e o caldo de carne.
Refogue bem, acrescente os legumes e vá colocando água o suficiente para cozinhá-los.
Prove o tempero e acerte o sal, se necessário.
Salpique o cheiro-verde na hora de servir.

Rendimento	Número de porções	Calorias por porção
1200 g	8	150

QUIBE ASSADO

Ingredientes	Medida caseira	Peso (g)
Carne moída	1 kg	1000
Trigo para quibe	1 xícara de chá	120
Salsa picada	1 colher de sopa	2
Cebolinha picada	1 colher de sopa	2
Cebola picada	2 unidades	140
Alho picado	1 colher de sopa	6
Hortelã picado	1 colher de sopa	2

Modo de preparo

Misture todos os ingredientes e coloque em uma assadeira untada com margarina *light*. Leve ao forno a 180° por aproximadamente 40 minutos e corte o quibe em quadrados.

Rendimento	Número de porções	Calorias por porção
800 g	12	178

TIRINHAS DE ALCATRA AO *CURRY*

Ingredientes	Medida caseira	Peso (g)
Alcatra em tiras	500 g	500
Alho amassado	3 dentes	9
Margarina *light*	1 colher de sopa	32
Curry	1 colher de sopa	9
Pimentão amarelo em rodelas	1 unidade	55
Leite desnatado	1 xícara de chá	200
Cebolinha picada	1 colher de sopa	2
Sal *light*	2 pitadas	4

Modo de preparo

Tempere a carne com alho e sal. Reserve por 30 minutos. Numa panela, derreta a margarina, doure a alcatra, junte o leite, o *curry* e o pimentão. Cozinhe até amaciar a carne e o pimentão ficar crocante. Quando desligar o fogo, junte a cebolinha.

Rendimento	Número de porções	Calorias por porção
640 g	8	111

Sobremesas

A primeira opção de proteína como sobremesa é a já tão conhecida gelatina.

CREME *CAPPUCCINO*

Ingredientes	Medida caseira	Peso (g)
Achocolatado *light*	4 colheres de sopa	60
Leite em pó desnatado	4 colheres de sopa	60
Café solúvel em pó	2 colheres de sopa	20
Canela em pó	1 colher de chá	6
Creme de leite *light*	2 caixinhas	400
Gelatina sem sabor	1 envelope	3

Modo de preparo

Prepare a gelatina conforme as instruções da embalagem. Reserve. Coloque todos os ingredientes no liquidificador, adicione a gelatina já preparada e bata bem. Divida o creme em taças e leve para gelar.

Rendimento	Número de porções	Calorias por porção
350 g	16	52

CREME DE CASTANHA PORTUGUESA

Ingredientes	Medida caseira	Peso
Creme de leite *light*	2 caixinhas	400 g
Castanha portuguesa cozida	1 xícara de chá	200 g
Leite desnatado	½ xícara de chá	80 ml
Leite em pó desnatado	4 colheres de sopa	60 g
Adoçante em pó	3 colheres de sopa	30 g

Modo de preparo
Bata todos os ingredientes no liquidificador.
Divida o creme em taças e leve à geladeira.

Rendimento	Número de porções	Calorias por porção
770 g	15	92

MUSSE DE AMEIXA-PRETA

Ingredientes	Medida caseira	Peso (g)
Ameixa-preta sem caroço	1 e ½ xícara de chá	100
Creme de leite *light*	1 caixinha	200
Clara em neve	3 unidades	180
Adoçante em pó	2 colheres de sopa	16

Modo de preparo

Bata no liquidificador a ameixa, o creme de leite e o adoçante. Em seguida, passe o creme para uma tigela, acrescente as claras em neve e mexa delicadamente. Distribua em taças e leve para gelar.

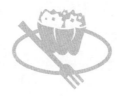

Rendimento	Número de porções	Calorias por porção
480 g	8	78

MUSSE DE CHOCOLATE

Ingredientes	Medida caseira	Peso (g)
Creme de leite *light*	2 caixinhas	400
Gelatina incolor	1 pacotinho	12,5
Achocolatado *light*	8 colheres de sopa	80
Clara em neve	6 unidades	360
Adoçante em pó	2 colheres de sopa	16

Modo de preparo

Dissolva a gelatina conforme as instruções da embalagem. Bata no liquidificador o creme de leite, o achocolatado, a gelatina dissolvida e o adoçante. Adicione o creme às claras e misture bem. Distribua o musse em taças e leve para gelar.

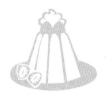

Rendimento	Número de porções	Calorias por porção
870 g	15	87

MUSSE DE GOIABA

Ingredientes	Medida caseira	Peso
Leite em pó desnatado	1 xícara de chá	180 g
Água fervente	½ xícara de chá	60 ml
Adoçante em pó	1 colher de sobremesa	8 g
Margarina *light*	1 colher de chá	10 g
Goiaba vermelha	2 unidades	340 g
Gelatina sabor goiaba *diet*	2 caixinhas	25 g
Água fria	2 xícaras de chá	240 ml
Creme de leite *light*	3 colheres de sopa	24 g
Clara em neve	2 unidades	120 g

Modo de preparo

Descasque as goiabas, corte-as em pedaços e bata-os no liquidificador com os quatro primeiros ingredientes. Peneire para eliminar as sementes. Prepare a gelatina dissolvendo-a em 1 xícara de água fria. Junte a goiaba e bata muito bem. Adicione o creme de leite *light* e as claras batidas em neve, misturando levemente. Distribua o musse em taças e leve à geladeira.

Rendimento	Número de porções	Calorias por porção
1000 g	15	43

MUSSE DE GOIABA II

Ingredientes	Medida caseira	Peso
Creme de leite *light*	1 caixinha	200 g
Gelatina incolor	1 envelope	12,5 g
Suco de goiaba *light*	1 lata	350 ml
Goiaba vermelha	1 unidade	170 g
Adoçante em pó	2 colheres de sopa	16 g

Modo de preparo

Dissolva a gelatina conforme as instruções da embalagem. Reserve.
Coloque todos os ingredientes no liquidificador, adicione a gelatina dissolvida e bata bem.
Leve para gelar.

119

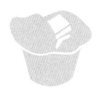

Rendimento	Número de porções	Calorias por porção
750 g	8	58

MUSSE DE LIMÃO

Ingredientes	Medida caseira	Peso
Creme de leite *light*	2 caixinhas	400 g
Gelatina sabor limão *diet*	2 caixinhas	25 g
Água morna	½ litro	500 ml
Adoçante em pó	2 colheres de sopa	20 g

Modo de preparo

Prepare a gelatina conforme as intruções da caixa. Coloque-a, com os demais ingredientes, no liquidificador, batendo bem. Distribua a mistura em taças.

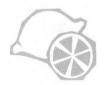

Rendimento	Número de porções	Calorias por porção
900 g	18	55

MUSSE DE MAMÃO

Ingredientes	Medida caseira	Peso (g)
Gelatina sabor morango *diet*	2 pacotes	25
Iogurte natural desnatado	1 copo	200
Clara em neve	3 unidades	180
Adoçante em pó	1 colher de sopa	8
Mamão	1 fatia média	170

Modo de preparo

Prepare a gelatina de acordo com as instruções da embalagem. Leve para gelar. Bata no liquidificador a polpa do mamão, o iogurte, a gelatina (já pronta) e o adoçante. Na batedeira, bata as claras até ficarem firmes. Misture delicadamente o creme de mamão com as claras e leve para gelar.

121

Rendimento	Número de porções	Calorias por porção
560 g	4	58

MUSSE DE MANGA

Ingredientes	Medida caseira	Peso (g)
Creme de leite *light*	2 caixinhas	400
Gelatina sem sabor	2 pacotinhos	18
Suco de manga *light*	2 latas	700
Adoçante em pó para forno e fogão	3 colheres de sopa	24

Modo de preparo

Dissolva a gelatina conforme as instruções da embalagem.
Bata a gelatina já pronta e os demais ingredientes no liquidificador. Distribua a mistura em taças e leve para gelar.

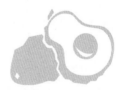

Rendimento	Número de porções	Calorias por porção
1000 g	18	56

MUSSE DE UVA

Ingredientes	Medida caseira	Peso (g)
Creme de leite *light*	2 caixinhas	400
Gelatina sabor uva *diet*	2 envelopes	25
Água morna	½ litro	500
Suco de uva *light*	1 lata	350
Adoçante em pó	2 colheres de sopa	16

Modo de preparo

Prepare a gelatina seguindo as intruções da caixa. Bata no liquidificador a gelatina já pronta e os demais ingredientes. Leve para gelar.

123

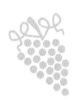

Rendimento	Número de porções	Calorias por porção
1200 g	15	70

PUDIM DE LEITE E CHOCOLATE

Ingredientes	Medida caseira	Peso
Leite em pó desnatado	1 lata	300 g
Achocolatado *light*	1 xícara de chá	150 g
Ovo	2 unidades	160 g
Água	2 copos	400 ml

Modo de preparo
Bata todos os ingredientes no liquidificador,
despeje a massa numa forma de pudim e asse em
banho-maria por cerca de 1 hora.

Rendimento	Número de porções	Calorias por porção
600 g	20	56

ACOMPANHAMENTOS (NEUTROS)

Saladas diversas e legumes

CEBOLA DE FORNO
QUIBE DE BERINJELA

Molhos saudáveis

MOLHO DE IOGURTE
MOLHO DE LEITE DE COCO
MOLHO DE MOSTARDA
MOLHO DE *SHIITAKE*
MOLHO DE *SHOYO* COM GENGIBRE

Sopas

SOPA DE BATATA COM PALMITO
SOPA DE CHUCHU COM ESPINAFRE
SOPA DE LENTILHA
SOPA DE MANDIOQUINHA

Diversos

MAIONESE DE TOFU
SUCO LAXATIVO

Saladas diversas e legumes

CEBOLA DE FORNO

Ingredientes	Medida caseira	Peso (g)
Cebola	4 unidades	400
Azeite	1 colher de sopa	8
Sal *light*	A gosto	–
Orégano	A gosto	–

Modo de preparo

Corte as cebolas em rodelas e tempere-as com azeite, sal e orégano. Coloque-as para assar.

Rendimento	Número de porções	Calorias por porção
400 g	8	32

QUIBE DE BERINJELA

Ingredientes	Medida caseira	Peso (g)
Berinjela	2 unidades	200
Azeite extravirgem	½ xícara de chá	40
Trigo para quibe	1 pacote	500
Cebolinha picada	2 colheres de sopa	2
Salsinha picada	2 colheres de sopa	2
Alho-poró picado	2 colheres de sopa	10
Cebola picada	1 unidade média	70
Alho picado	4 dentes	12
Hortelã	4 folhas	1
Sal *light*	A gosto	–

Modo de preparo

Descasque as berinjelas e cozinhe-as. Bata no liquidificador com o azeite, o sal, o alho-poró, a cebola, o alho, a cebolinha, a hortelã e a salsinha. Misture essa massa com o trigo para quibe e leve para assar em forno preaquecido a 180°C até dourar.

Rendimento	Número de porções	Calorias por porção
1200 g	20	110

Molhos saudáveis

MOLHO DE IOGURTE

Ingredientes	Medida caseira	Peso
Iogurte desnatado	1 copo	200 g
Leite desnatado	1 copo	200 ml
Sal *light*	1 colher de chá	5 g
Hortelã picada	1 colher de sopa	2 g

Modo de preparo
Bata todos ingredientes no liquidificador e sirva.

Rendimento	Número de porções	Calorias por porção
400 ml	40	4

MOLHO DE LEITE DE COCO

Ingredientes	Medida caseira	Peso
Leite de coco *light*	2 vidros	400 ml
Tomate picado	4 unidades	400 g
Páprica picante em pó	1 pitada	2 g
Cebola picada	½ unidade pequena	35 g

Modo de preparo
Coloque todos os ingredientes numa panela e deixe cozinhar por 20 minutos em fogo brando.

Rendimento	Número de porções	Calorias por porção
800 ml	20	25

129

MOLHO DE MOSTARDA

Ingredientes	Medida caseira	Peso
Mostarda	2 colheres de sopa	20 g
Laranja	suco de ½ unidade	20 ml
Água	1 xícara de chá	120 ml

Modo de preparo
Misture todos os ingredientes e sirva.

Rendimento	Número de porções	Calorias por porção
160 ml	16	2

MOLHO DE SHIITAKE

Ingredientes	Medida caseira	Peso
Alho amassado	3 dentes	9 g
Cebola picada	1 unidade	70 g
Azeite	3 colheres de sopa	24 g
Amido de milho	3 colheres de sopa	32 g
Shiitake picado	2 bandejas	160 g
Molho de soja *light*	2 vidrinhos	300 ml
Água	2 ½ xícaras de chá	300 ml

Modo de preparo

Em uma panela refogue, com o azeite, o alho e a cebola. Adicione o molho de soja, a água e o *shiitake*. Deixe cozinhar por 20 minutos.

Dica: dissolva o amido de milho em água fria e junte-o à panela para engrossar o molho.

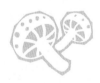

Rendimento	Número de porções	Calorias por porção
650 ml	10	24

MOLHO DE *SHOYO* COM GENGIBRE

Ingredientes	Medida caseira	Peso
Shoyo light	1 xícara de chá	120 ml
Água	½ xícara de chá	60 ml
Gengibre raspado	1 colher de café	2 g

Modo de preparo
Misture todos os ingredientes e sirva.

Rendimento	Número de porções	Calorias por porção
180 ml	18	10

Sopas

SOPA DE BATATA COM PALMITO

Ingredientes	Medida caseira	Peso (g)
Batata	4 unidades pequenas	400
Palmito	½ vidro	150
Cebola	½ unidade média	35
Alho	2 dentes	6
Sal *light*	A gosto	–

Modo de preparo

Cozinhe a batata, o palmito, o alho, o sal e a cebola com um pouco de água por 20 minutos. Em seguida, bata tudo no liquidificador e sirva.

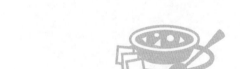

Rendimento	Número de porções	Calorias por porção
800 ml	4	73

SOPA DE CHUCHU COM ESPINAFRE

Ingredientes	Medida caseira	Peso (g)
Chuchu	3 unidades grandes	600
Espinafre	1 maço	120
Cebola	½ unidade média	35
Alho	3 dentes	18
Sal *light*	1 pitada	2

Modo de preparo

Cozinhe o chuchu, a cebola, o alho e o sal com pouca água (para a sopa ficar grossa). Após 15 minutos, acrescente o espinafre e deixe cozinhar por mais 15 minutos. Bata no liquidificador e sirva.

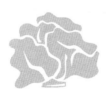

Rendimento	Número de porções	Calorias por porção
800 ml	4	74

SOPA DE LENTILHA

Ingredientes	Medida caseira	Peso (g)
Lentilha	2 xícaras de chá	340
Temperos	A gosto	-
Sal *light*	A gosto	-

Modo de preparo

Coloque em uma panela água, a lentilha, os temperos e o sal. A água deve cobrir a lentilha. Cozinhe até ficar macia. Bata no liquidificador e sirva. Salpique cebolinha e salsinha.

Rendimento	Número de porções	Calorias por porção
500 ml	5	71

SOPA DE MANDIOQUINHA

Ingredientes	Medida caseira	Peso
Mandioquinha	2 unidades	180 g
Cebola	1 unidade pequena	30 g
Alho	2 dentes	12 g
Água	1 litro	1000 ml

Modo de preparo
Cozinhe todos os ingredientes numa panela de pressão por 15 minutos. Bata no liquidificador e sirva 2 conchas por porção.

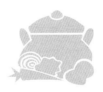

Rendimento	Número de porções	Calorias por porção
1,2 l	2	75

Diversos

MAIONESE DE TOFU

Ingredientes	Medida caseira	Peso
Tofu	2 fatias médias	270 g
Azeite	1 colher de sopa	8 g
Mostarda	2 colheres de sopa	20 g
Molho de soja *light*	2 colheres de sopa	18 g
Aceto balsâmico	1 colher de sopa	8 g
Água	1 xícara de chá	120 ml

Modo de preparo

Coloque todos os ingredientes no liquidificador e bata por 5 minutos. Conserve na geladeira por até 7 dias.

Rendimento	Número de porções	Calorias por porção
440 ml	15	5

SUCO LAXATIVO

Ingredientes	Medida caseira	Peso (g)
Laranja sem casca	1 unidade	100
Mamão com semente	1 fatia	80
Ameixa-preta	4 unidades	16
Linhaça	1 colher de sopa	10

Modo de preparo
Deixe um vidro na geladeira com água e ameixa por uma noite. Use essa água para fazer o suco, batendo tudo no liquidificador.

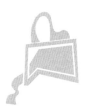

Rendimento	Número de porções	Calorias por porção
500 ml	2	73

Dicas úteis

Preparo de leite condensado *diet*

Ingredientes	Medida caseira	Peso
Leite em pó desnatado	1 xícara de chá	150 g
Água fervente	½ xícara de chá	80 ml
Adoçante em pó para forno e fogão	½ xícara de chá	80 g
Margarina *light*	1 colher de sopa	32 g

Modo de preparo

Bata todos os ingredientes no liquidificador por aproximadamente 5 minutos.

Rendimento	Número de porções	Calorias por porção
280 g	5	70

Preparo de soja

Para reidratar a soja texturizada, coloque-a em um recipiente, cubra com água e tempere com molho inglês ou *shoyo*. Em seguida, coloque no microondas por 5 minutos. Espere esfriar e esprema para retirar o excesso de água.

Preparo de sopa para dieta líquida

A base da sopa é o chuchu, que deve ser descascado e cozido com cebola, alho e sal. Os outros legumes acrescentados atribuirão sabor à sopa. Sugestão: espinafre, abobrinha, brócolis ou qualquer legume de sua preferência. Devem ser evitados: milho, ervilha, cenoura e beterraba, pois são ricos em carboidratos.

DIETA DISSOCIADA DE 600 CALORIAS

Carboidratos

Café-da-manhã

Pão de forma	1 fatia ou
ou torrada	2 torradas ou
ou bolacha	2 unidades
Margarina *light* ou geléia *diet*	1 colher de chá
Fruta	½ unidade

Lanche I

Fruta ou	½ unidade
barra de cereais ou	1 unidade
suco	1 copo de 200 ml

Almoço

Arroz	2 colheres de sopa
Feijão	2 colheres de sopa
Legumes cozidos no vapor	1 colher de sopa
Salada de folhas	Livre
Fruta	½ unidade
Salada de legumes no vapor	Com moderação

Proteínas

Lanche II

Flã ou	100 ml
musse ou	70 ml
iogurte desnatado ou	1 unidade
iogurte de frutas ou	1 unidade
queijo branco *light*	1 fatia pequena

Jantar

Carne/Frango/Peixe	1 porção de 100 g
Legumes refogados	1 colher de sopa
Salada de folhas	Livre
Salada de legumes no vapor	Com moderação
Musse	70 ml

Ceia

Chocolate quente ou	1 xícara de chá
iogurte desnatado ou	1 unidade
queijo branco *light*	1 fatia pequena

Substituição

Arroz

Macarrão	3 colheres de sopa
Nhoque	3 colheres de sopa
Batata	1 unidade média
Mandioquinha	1 unidade média

Feijão

Feijão-preto	2 colheres de sopa
Feijão-branco	2 colheres de sopa
Lentilha	2 colheres de sopa
Grão-de-bico	2 colheres de sopa

Carne

Peixe	1 porção de 100 g
Ave	1 porção de 100 g
Vaca	1 porção de 100 g
Carne moída	1 porção de 100 g
Peito de peru	1 porção de 100 g
Fígado	1 porção de 100 g
Ovo	1 porção de 100 g

Leite e derivados

Iogurte	1 unidade
Queijo branco *light*	1 fatia
Iogurte com frutas	1 unidade

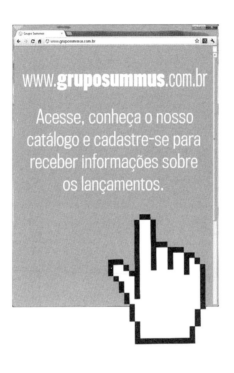

www.gruposummus.com.br

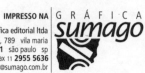

IMPRESSO NA
sumago gráfica editorial ltda
rua itauna, 789 vila maria
02111-031 são paulo sp
tel e fax 11 **2955 5636**
sumago@sumago.com.br